写给患者的
健康指导书系

肾 脏 病
患者必读

主编◎于秀辰

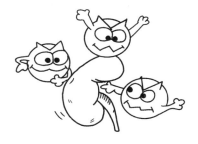

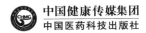

中国健康传媒集团
中国医药科技出版社

内 容 提 要

本书用通俗的语言简单介绍了泌尿系统的解剖、常见肾脏疾病及症状、发病危险因素、检验检查方法、治疗、生活调护等内容，全书通俗易懂，适合肾脏病患者及家属阅读。

图书在版编目（CIP）数据

肾脏病患者必读 / 于秀辰主编 . — 北京：中国医药科技出版社，2024.8

（写给患者的健康指导书系）

ISBN 978-7-5214-4292-2

Ⅰ．①肾… Ⅱ．①于… Ⅲ．①肾疾病－防治－普及读物 Ⅳ．① R692-49

中国国家版本馆 CIP 数据核字（2023）第 227269 号

美术编辑 陈君杞

版式设计 也 在

出版　**中国健康传媒集团**｜中国医药科技出版社

地址　北京市海淀区文慧园北路甲 22 号

邮编　100082

电话　发行：010-62227427　邮购：010-62236938

网址　www.cmstp.com

规格　880×1230mm $\frac{1}{32}$

印张　6 $\frac{1}{8}$

字数　119 千字

版次　2024 年 8 月第 1 版

印次　2024 年 8 月第 1 次印刷

印刷　北京盛通印刷股份有限公司

经销　全国各地新华书店

书号　ISBN 978-7-5214-4292-2

定价　**35.00 元**

获取新书信息、投稿、为图书纠错，请扫码联系我们。

编委会

前　言

  中国成年人中，慢性肾脏病患病率为 10.8%，大约有 1.2 亿人口，相当于每十个成人中就有一个慢性肾脏病患者。很多患者由于早期几乎没有症状或症状轻微，极易被忽视、漏诊误诊，所以，慢性肾脏病又被称为"沉默的杀手"。因此，科普教育对于肾脏疾病的早期发现、早期治疗，避免尿毒症的发生具有重大意义。

  本书以通俗易懂的文字，深入浅出地介绍了各种肾脏疾病的检查、治疗、预防、饮食、运动及自我健康管理的基本知识、基本理念和注意事项，解答了人们普遍关心的问题，以帮助人们增加健康知识，了解肾脏疾病的"来龙去脉"，从而更好地进行自我管理。

  由于篇幅有限，参考文献未能详列，谨在此对所参考的相关文献作者表示衷心感谢！

  我们希望本书能够给广大读者带来些许帮助，书中如存在不当之处，恳请读者指正。

编者

2023 年 12 月

目 录

认识肾脏及泌尿系统

常见的肾脏疾病

肾脏疾病的常见危险因素

泌尿系统疾病常见的临床症状

肾脏疾病常用的检查

肾脏病检查注意事项

肾脏疾病常见饮食问题及常用药物

肾脏疾病的治疗

肾脏疾病的中医认识

肾脏疾病防治的生活小常识

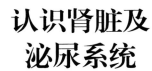

认识肾脏及泌尿系统

01 肾脏在人体内什么位置

肾脏位于人体脊柱两侧，紧靠腰部，外形似"蚕豆"，位置比较深。以脊柱椎体作为参照物，左肾在第 11 胸椎椎体下缘至第 2~3 腰椎椎间盘之间，右肾位于第 12 胸椎椎体上缘至第 3 腰椎椎体上缘之间，左肾比右肾高 1~2cm。肾脏处于整个泌尿系统的"最上游"，是泌尿系统的核心器官。肾脏与输尿管、膀胱和尿道组成泌尿系统，共同维系着人体的代谢和排泄功能。泌尿系统的主要构成见图 1。

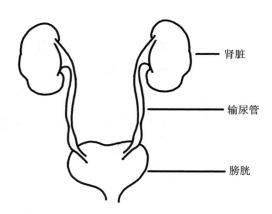

肾脏

输尿管

膀胱

图 1　泌尿系统的主要构成

02 肾脏的功能有哪些

肾脏有两个主要功能。①是尿液生成的重要器官，也是多种物质代谢的场所。肾脏能够将人体日常代谢的废物和有毒物质，如二氧化碳、无机盐、尿素等通过尿液排出体外，还能够通过肾小管的重吸收作用将部分水、钠、钾、碳酸氢根、葡萄糖等物质重吸收回体内，使人体内的水液、电解质、酸碱平衡等始终保持稳定状态。②内分泌功能：分泌肾素、促红细胞生成素、1-α 羟化酶等多种对血压、血红蛋白、维生素 D_3 发生作用的物质。

03 精密而复杂的肾皮质结构是怎样的

把肾脏纵向切开，分成两瓣，肾脏里面有两层不一样的结构。外边的一层叫作肾皮质，约占肾脏结构的 90%，颜色是淡红色的。肾皮质由数以百万计的肾单位构成，每个肾单位包含肾小球和肾小管。包绕在肾小球外面的结构叫作肾小囊，连接肾小囊的是肾小管，肾小管形状类似 U 型管，根据形态和功能的不同，分为近端肾小管、髓袢、远端肾小管、集合管等部分。还有一些存在于肾小管之间或肾血管间的少量组织，叫作肾间质。肾单位结构图见图 2。

04 收集尿液的肾髓质结构和功能是怎样的

位于肾脏深层的叫作肾髓质，仅占肾脏结构的 10% 左右。肾髓质主要由 15~20 个肾锥体构成，肾锥体呈"漏斗"状，"漏斗"的尖端称为肾乳头，肾乳头上有很多个小孔，肾脏产生的尿液就是通过这些小孔流入肾小盏内的，肾小

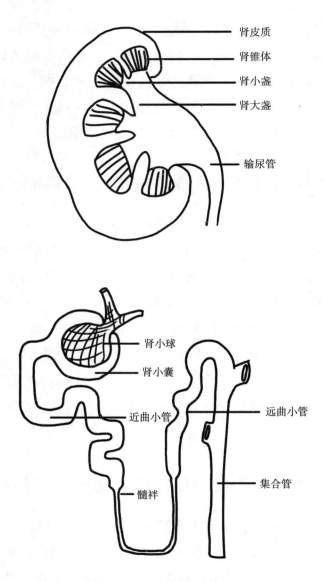

图 2　肾单位结构图

盏形似一个小酒杯，包绕着肾乳头，盛接来自肾锥体的尿液，而 2~3 个肾小盏又汇聚成一个肾大盏，所有的肾大盏最终合成一个大的形似漏斗状的结构——肾盂，生成的尿液就是在这里被收集，准备进入输尿管。

05 上尿路包括什么

上尿路是指肾脏和输尿管，肾脏产生的尿液通过输尿管向下尿路输送；而输尿管梗阻时也会阻止尿液向下输送，出现肾盂积水。

06 下尿路包括什么

下尿路是指膀胱和尿道，输尿管将肾脏生成的尿液输送到膀胱，当尿液储存到一定量的时候，就会通过尿道排出体外，尿道作为泌尿系统的最后一个器官，与外界相通。下尿路出现感染，有可能逆行引起上尿路疾病；如果尿液排泄不畅，膀胱压力增大时，会出现输尿管扩张、肾盂扩张，从而对肾脏产生影响。

07 输尿管是什么样的

肾盂从肾脏内部出来后，变成一个细长的、弯曲下行的输尿管。这个管道并不是笔直的，它有三处比较狭窄，分别位于输尿管的起始部分、进入骨盆入口的部分和进入膀胱内的部分。结石、血块等不能顺利通过这三个狭窄时，会出现腹痛、肾盂积水等。

08 膀胱的形态和功能如何

尿液从肾脏生成以后，源源不断地通过输尿管输入膀胱，而空虚时呈锥体形的膀胱逐渐就变成了一个椭圆形的水囊，平均可容纳 300~500ml 尿液，最大容量能达到800ml。当尿液储存到一定量的时候，排尿的感觉通过脊髓传至大脑中枢，中枢系统发出排尿指令，膀胱开始收缩，排空尿液。

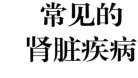

常见的
肾脏疾病

（一）原发性肾小球疾病

01 什么是原发性肾小球疾病，包括哪些疾病

原发性肾小球疾病具有以下特点：①肾小球性蛋白尿伴管型尿和（或）肾小球源性血尿。②高血压和水肿。③肾小球功能损害先于并重于肾小管功能损害。常见的原发性肾小球疾病包括急性肾小球肾炎、急进性肾小球肾炎、慢性肾小球肾炎、隐匿性肾小球肾炎、肾病综合征等。

02 什么是急性肾小球肾炎

急性肾小球肾炎俗称"急性肾炎""急性肾炎综合征"，常发生在链球菌感染后，由产生的免疫产物沉积在肾脏所致。临床表现包括血尿、蛋白尿、水肿、高血压和一过性肾功能损害。大部分急性肾炎病程较短，是可以自愈的，少数患者可合并心力衰竭、肾性脑病或急性肾衰竭等严重并发症。

03 什么是急进性肾小球肾炎

急进性肾小球肾炎是在血尿、蛋白尿、水肿、高血压等急性肾炎综合征的基础上，肾功能急剧恶化，迅速发展

为急性肾衰竭，预后恶劣的肾小球肾炎。但有些患者表现为全身乏力、精神差、体重下降、关节痛、肌肉痛、发热等不典型症状，容易忽略而延误就诊。

04 急进性肾小球肾炎的病理分型有哪些

急进性肾小球肾炎在肾脏病理上常表现为新月体肾炎，病理分型有以下 3 个类型：Ⅰ型为抗肾小球基底膜（GBM）抗体型，IgG 和 C_3 在肾小球内沉积，在患者血清中可检测到抗 GBM 抗体，是肾损害较为严重的一种；Ⅱ型为免疫复合物型，免疫球蛋白和补体在肾小球内沉积；Ⅲ型称寡免疫沉积型，是无免疫球蛋白沉积，但在血清中可检测到抗中性粒细胞胞浆抗体（ANCA）阳性。

05 什么是慢性肾小球肾炎

慢性肾小球肾炎就是常说的"慢性肾炎"，典型的临床表现为血尿、蛋白尿、水肿及高血压，病情时轻时重，进展过程缓慢，一般可持续几年甚至几十年，最终发展为肾功能不全。但若平日血压控制不佳，经常处于过度劳累状态，感染或服用损伤肾脏的药物，也可能会引起肾功能急剧下降，出现不可逆的肾脏损伤。

06 慢性肾小球肾炎的分型有哪些

普通型

普通型最常见，病情相对比较稳定，水肿较轻，且高血压和肾损害不明显。尿中的蛋白一般在 +~+++ 之间，病理分型多以轻度系膜增生、轻度膜增生和局灶性节段性系膜增生为主。

肾病型

肾病型以肾病综合征为主要表现，24 小时蛋白尿＞ 3.5g，血清白蛋白＜ 30g/L，有严重的水肿，并且伴有高脂血症等。病理常表现为微小病变型、膜性肾病型、膜增生型、局灶节段性肾小球硬化和弥漫性系膜增生型肾病。

高血压型

高血压型是在普通型肾炎表现的基础上，伴有持续中度血压升高，特别是舒张压升高，有时容易发生急进性高血压，使肾功能逐渐恶化，甚至急剧恶化。病理表现以局灶节段性肾小球硬化和弥漫性增生为主。

混合型

混合型既有肾病型又有高血压型的表现，同时还有不同程度的肾功能损害。病理表现为严重的弥漫增生型兼有肾间质纤维化及炎症细胞浸润、局灶节段性肾小球硬化和晚期弥漫性肾小球硬化。

 急性发作型

在病情相对稳定时，遇到细菌或病毒感染，或过度劳累等诱因，一般在一周以内出现类似于急性肾小球肾炎的表现，经治疗或休息后肾功能可恢复至原先稳定水平，若治疗或休息不当，也可导致病情恶化，发生尿毒症，或反复多次出现肾功能急剧减退，病理常表现为弥漫性增生，肾小球硬化基础上出现新月体或肾间质肾炎。

07 什么是隐匿性肾小球肾炎

隐匿性肾小球肾炎简称"隐匿性肾炎"，没有明显水肿、高血压及肾功能不全等临床症状，只是在化验检查中发现有血尿和（或）蛋白尿，因此还常常被称为无症状性血尿和（或）蛋白尿。隐匿性肾炎根据病理分型可分为 IgA 肾病型和非 IgA 肾病型。

08 什么是 IgA 肾病

IgA 肾病是指肾小球系膜区以 IgA 或 IgA 沉积为主的肾小球疾病，是目前最常见的原发性肾小球疾病。亦可因过敏性紫癜等免疫性疾病而发生继发性 IgA 肾病，轻者表现为无症状血尿和（或）蛋白尿，部分患者可有肉眼血尿，伴或不伴有高血压，重者可出现大量蛋白尿、持续大量肉眼血尿、高度水肿、恶性高血压（即舒张压持续＞130mmHg，伴视物模糊、眼底视网膜出血渗出、视乳头水肿、头痛）、少尿或无尿等。IgA 肾病可以发生在任何年龄，多发生在 16~35 岁，大约有 10% 的人有家族遗传倾向，有家族遗传的 IgA 肾病患者更容易出现重症，引起肾功能不全。

（二）肾病综合征

09 什么是肾病综合征

肾病综合征是指出现高度水肿、大量蛋白尿（24 小时尿蛋白＞3.5g）、高脂血症、低蛋白血症（血浆白蛋白＜30g/L）此一组症状的综合征，常被称为"三高一低"。有多种疾病可以出现肾病综合征。

10 肾病综合征的主要病理分型有哪些

肾病综合征常见以下 5 种病理分型。①微小病变型肾病：好发于儿童，男性多于女性，主要表现为肾病综合征，少部分患者有镜下血尿。②系膜增生性肾小球肾炎：好发于青少年，男性多于女性，一半以上的患者患病之前有上呼吸道感染等前驱感染病史，50% 的患者表现为肾病综合征，且大部分患者伴有血尿。③局灶节段性肾小球硬化：好发于青少年，男性多于女性，以肾病综合征为主要表现，部分患者伴有血尿、高血压或肾功能下降。④系膜毛细血管性肾小球肾炎：好发于青少年，男女比例大致相同，部分患者在上呼吸道感染后出现，表现为肾病综合征，几乎所有患者均伴有血尿，还可出现高血压、肾功能下降等。⑤膜性肾病：好发于中老年人，男性多见，以肾病综合征为主要表现，少数患者伴有血尿，该类型易发生血栓栓塞并发症。

⓫ 肾病综合征的常见并发症有哪些

肾病综合征常见的并发症有：①血栓和栓塞，常见的血栓为肾静脉血栓和肺栓塞，其次为下肢静脉、下腔静脉、冠状动脉和脑动脉血栓或栓塞。②感染，常见的感染有呼吸系统感染、尿路感染、胸膜炎、腹膜炎、皮下感染等。③营养不良，表现为肌肉萎缩、儿童时期生长发育迟缓等。④内分泌失调，如甲状腺功能减退、甲状旁腺功能亢进等。⑤骨代谢紊乱，如低钙血症、高磷血症、维生素 D 缺乏、骨软化。⑥急性肾衰竭。

⓬ 什么是难治性肾病综合征

难治性肾病综合征有 3 种：①激素抵抗型，指 8~12

周的足量激素治疗后没有任何效果。②激素依赖型，指开始应用激素有效，但在激素减量或停用激素 2 周内复发。③频繁复发型，肾病综合征反复发作，半年内复发 2 次及以上，一年内复发 3 次及以上。肾病综合征出现难治，多由于感染、严重的高脂血症、严重的低蛋白血症、高凝状态、病理类型转变、用药不规律等导致。

（三）泌尿系感染

13 什么是泌尿系感染，包括哪些疾病

泌尿系感染是指多在饮水少、劳累、年老、孕期等机体抵抗力下降时，细菌等微生物侵入泌尿系统而引起的感染性疾病。包括急性肾盂肾炎、慢性肾盂肾炎、膀胱炎、无症状性菌尿等。本病多见于女性，且 95% 以上的泌尿系感染是由单一病菌引起的。

14 什么是急性肾盂肾炎

急性肾盂肾炎是以尿频、尿急、尿痛、排尿困难、腰痛或下腹痛为主要泌尿系统表现，同时有发热、寒战、头痛、全身酸痛、恶心、呕吐等全身症状的疾病。

15 什么是慢性肾盂肾炎

急性肾盂肾炎迁延不愈，反复发作 6 个月以上，且致病菌与原先感染菌完全相同者，称为慢性肾盂肾炎。慢性肾盂肾炎常表现为间歇出现尿频、尿急、尿痛、腰部不适、低热、食欲下降、体重减轻等，或仅表现为间歇性无症状性菌尿。随着病情发展，还会伴有高血压、夜尿增多，甚至肾衰竭等。如果虽然反复发作 6 个月以上但细菌不同，则为再次感染，不是慢性肾盂肾炎。

16 什么是膀胱炎

膀胱炎表现为尿频，尿急，尿痛，排尿困难，伴有白细胞尿，偶尔伴有血尿，甚至肉眼血尿，膀胱区有针刺样或灼热样疼痛。一般不会出现高热、寒战、恶心、呕吐、食欲差等全身症状。

17 什么是无症状性菌尿和急性尿道综合征

无症状性菌尿是指没有明显临床症状和体征，但尿中有白细胞或不同日的 2 次以上尿液培养结果均显示同一种致病细菌感染，常见于老年人、女性或留置导尿管后的患者等。

急性尿道综合征是指临床症状明显，但尿中无白细胞，细菌培养无细菌生长。常见于尿路畸形、占位、梗阻或心理疾病等。

（四）泌尿系结石

18 什么是泌尿系结石

泌尿系结石是指在长期饮水少、饮食不当、高温条件、泌尿系感染或泌尿系统畸形等情况下，尿液中的磷酸盐、草酸盐、尿酸盐等盐类成分形成结石，阻塞在尿路的疾病。可能会出现尿路梗阻、尿道损伤、感染等症状。

19 什么是上尿路结石

上尿路结石主要包括肾结石和输尿管结石。肾结石可发于肾盂和肾盏，腰痛是肾结石最常见的症状，表现为腰部酸胀，钝痛。当结石损伤周围组织黏膜时，引起血尿，表现为尿检时可见红细胞或尿色变红。当结石通过输尿管狭窄部位时可引起剧烈疼痛，表现为腰部及上腹部突然剧烈疼痛，可放射至大腿内侧。当结石损伤输尿管黏膜时可见血尿。若结石完全梗阻输尿管，导致尿液无法排出，出现肾盂积水，则引起腰痛、恶心、呕吐等症状。

㉔ 什么是下尿路结石

下尿路结石包括膀胱结石和尿道结石，可能会引起排尿时疼痛，可放射至尿道远端，出现尿频、尿急等尿路刺激症状，结石堵塞尿道口时可导致排尿突然中断，结石损伤膀胱或尿道也可出现血尿。

（五）肾小管疾病

㉑ 什么是肾小管疾病，包括哪些疾病

肾小管疾病是指以肾小管的重吸收、酸化、浓缩等功能障碍为主要特征的一类肾脏疾病，常见疾病有肾性糖尿、肾性氨基酸尿、肾性磷酸盐尿、范科尼综合征（Fanconi 综合征）、肾小管性酸中毒、肾性尿崩症等。

㉒ 什么是肾性糖尿

肾性糖尿是指肾小管重吸收葡萄糖的能力下降，导致葡萄糖从尿液中排出的疾病。多见于常染色体显性遗传，或继发于间质性肾炎、多发性骨髓瘤、妊娠期妇女等。肾性糖尿患者可以没有明显的症状，也可表现为多饮、多食、多尿，尿糖较为严重者还会出现酮症。

23 什么是Fanconi综合征

Fanconi综合征是指由近端肾小管功能广泛受损引起的疾病，又叫作原发性复合肾小管转运缺陷病，可见于间质性肾炎、多发性骨髓瘤、遗传缺陷等。临床常见尿量增多、糖尿、蛋白尿、代谢性酸中毒等病症。

24 什么是肾小管性酸中毒

肾小管性酸中毒是指近端或远端肾小管的酸化功能出现异常，排出酸性物质和重吸收碱性物质能力受损，导致人体内积存大量酸性物质而引起的代谢性酸中毒。临床常见疲乏无力、食欲不振、恶心、呕吐、腹痛、腹泻、呼吸加深加快、心律失常、烦渴、多饮、多尿等酸中毒表现，有时还可伴有低钾血症、低钠血症、低钙血症、低磷血症、儿童生长发育迟缓、佝偻病、智力下降、神经性耳聋等。

25 什么是肾性尿崩症

肾性尿崩症是肾小管的远曲小管和集合管浓缩功能障碍，水液不能正常被重吸收导致的尿量增多，尿量每天可多达2~20L，相当于4~40瓶500ml矿泉水，同时还会有夜间尿量增多、口渴、喜欢喝凉水等症状。

26 什么是肾小管间质性肾炎

肾小管间质性肾炎有急性和慢性两种。急性肾小管间质性肾炎是指由药物、感染、免疫等多种因素引起的肾小管间质损害，临床表现为急性肾损伤疾病，常见少尿或无尿、夜尿增多、尿糖、肾小管性酸中毒、Fanconi综合征等。慢性肾小管间质性肾炎是指由免疫、感染、血液病、梗阻、肾移植等多种原因引起的肾小管间质损伤，临床表现为进展性慢性肾衰竭疾病，疾病起初常见乏力、食欲差、体重减轻、消化不良等不典型症状，继而出现夜尿增多、肾性糖尿、肾小管性酸中毒、Fanconi综合征等表现。

（六）继发性肾脏病

27 什么是继发性肾脏病，哪些疾病可以引起继发性肾脏病

继发性肾脏病是指肾外疾病，特别是全身性系统疾病所导致的肾损害，如高血压、糖尿病、高尿酸血症、系统性红斑狼疮、过敏性紫癜、原发性干燥综合征等均可引起继发性肾损害，进而导致继发性肾脏病。

28 什么是高血压性肾损害

高血压性肾损害是指原发性高血压所导致的肾小球和肾小管损害，出现蛋白尿、水肿、夜尿增多、肾功能下降等病症。一般患者 24 小时尿蛋白为 30~150mg，以 β_2 微球蛋白等小分子蛋白为主。恶性高血压时 24 小时尿蛋白 > 3g。

29 什么是糖尿病肾病

糖尿病肾病就是常说的肾小球硬化症。早期时症状并不明显，有微量白蛋白尿，逐渐出现水肿、大量蛋白尿，进而出现夜尿增多、少尿、无尿等临床表现。

30 糖尿病肾病的分期有哪些

糖尿病肾病在临床上分为 5 期。Ⅰ 期：没有明显的水肿等临床表现，肾小球滤过率升高，肾脏体积增大。Ⅱ 期：持续性微量白蛋白尿，肾小球滤过率正常或升高，没有临床表现。Ⅲ 期：蛋白尿和白蛋白尿明显增加，24 小时尿白蛋白排泄率 > 200mg，24 小时尿蛋白 > 0.5g，伴有轻度高血压，肾小球滤过率下降，但血肌酐正常。Ⅳ 期：大量蛋白尿，达到肾病综合征程度。Ⅴ 期：肾功能持续减退至终末期肾病。

㉛ 什么是高尿酸血症肾损害

高尿酸血症肾损害指尿酸盐沉积于肾脏，引起梗阻、间质性肾炎、急慢性肾衰竭的疾病。临床表现为 3 种形式。①急性尿酸性肾病：指尿酸在短时间内大量生成，堵塞肾小管，常见于骨髓增生性疾病、化疗、中暑等，临床表现为突然出现少尿或无尿、肾衰竭等。②慢性尿酸性肾病：指长期高尿酸血症，尿酸盐沉积在肾小管间质，引起慢性间质性肾炎，临床表现为蛋白尿或镜下血尿、水肿、高血压、夜尿增多、等渗尿等。③尿酸性肾结石：指大量尿酸盐形成结晶，阻塞在肾盂、输尿管或膀胱，临床表现为腰痛、腹痛、血尿等。

㉜ 什么是系统性红斑狼疮性肾炎

系统性红斑狼疮性肾炎是指系统性红斑狼疮患者自身抗原抗体复合物沉积在肾小球或肾小管间质所导致的继发性肾脏疾病，约有 50% 的系统性红斑狼疮患者会出现狼疮性肾炎。

㉝ 系统性红斑狼疮性肾炎的分型有哪些

系统性红斑狼疮性肾炎可分为 6 个类型：Ⅰ型为轻微系膜病变狼疮性肾炎，没有明显的临床表现；Ⅱ型为系膜增生性狼疮性肾炎，可表现为镜下血尿和轻、中度蛋白尿；Ⅲ型为局灶增生性狼疮性肾炎，此类型有血尿、高血压等表现，部分患者还可出现肾病综合征，20% 的患者伴有不同程度的肾功能减退；Ⅳ型为弥漫增生性狼疮性肾炎，表现为明显的血尿，常伴有高血压，一半以上的患者可有肾病综合征和肾功能减退；Ⅴ型为膜性狼疮性肾炎，主要表现为肾病综合征，但肾功能减退并不多见；Ⅵ 型为晚期硬化性狼疮性肾炎，主要以肾小管间质损害为主，可出现夜尿增多、高钾血症、肾小管性酸中毒等。

34 什么是过敏性紫癜性肾炎

过敏性紫癜性肾炎是指过敏性紫癜患者自身免疫复合物沉积在肾脏引起的肾脏小血管炎，在病理表现上为 IgA 肾病。大多数紫癜性肾炎患者表现为隐匿性肾炎，很少见到肉眼血尿；接近 50% 的患者可出现肾病综合征。本病一般发生在皮肤、关节以及胃肠道病变之后的几天或几周。肾脏损伤的严重程度与皮肤、关节和胃肠道损伤的程度没有关系。

35 过敏性紫癜性肾炎的分型有哪些

临床分型

过敏性紫癜性肾炎的临床分型有孤立性血尿型、孤立性蛋白尿型、血尿和蛋白尿型、急性肾炎型、肾病综合征型、急进性肾炎型、慢性肾炎型。

💡 病理分级

过敏性紫癜性肾炎病理上分为6级。Ⅰ级：肾小球轻微异常；Ⅱ级：单纯系膜增生，分为局灶节段性、弥漫性；Ⅲ级：系膜增生，伴有<50%肾小球新月体形成和（或）节段性病变（硬化、粘连、血栓、坏死），其系膜增生可分为局灶节段性、弥漫性；Ⅳ级：病变同Ⅲ级，50%~75%的肾小球伴有上述病变，分为局灶节段性、弥漫性；Ⅴ级：病变同Ⅲ级，>75%的肾小球伴有上述病变，分为局灶节段性、弥漫性；Ⅵ级：膜增生性肾小球肾炎。

36 什么是原发性干燥综合征肾损害

原发性干燥综合征肾损害是指干燥综合征患者自身免疫复合物引起的肾间质性肾炎和肾小球肾炎，表现为多饮、多尿或夜尿增多、尿崩症、肾小管性酸中毒等，少数患者可出现Fanconi综合征，部分患者也可见高血压、镜下血尿、轻度蛋白尿，有时为肾病综合征，很少出现肉眼血尿。

37 什么是乙型肝炎病毒相关性肾炎

乙型肝炎病毒相关性肾炎是由乙型肝炎病毒（HBV）

直接或间接引起的肾小球肾炎。好发于儿童及青少年，主要表现为血尿、蛋白尿、水肿、高血压，或合并肾病综合征。病理表现主要为膜性肾病及膜增生性肾炎。

（七）肾衰竭

38 什么是急性肾衰竭

急性肾衰竭（急肾衰）是由多种病因，如有毒物质、严重烧伤、尿路梗阻等引起的急性肾损害，可在48小时内出现肾小球滤过率急剧下降，导致少尿（每日尿量50~400ml）、高血钾、代谢性酸中毒等的一组综合征。还可见到食欲下降、恶心呕吐、嗜睡、精神错乱、痉挛及昏迷等症状。

39 急性肾衰竭分哪几期

急性肾衰竭据临床表现可分为3期。

少尿期

尿量减少（每日尿量50~400ml）或无尿，一般持续2~4周，可有食欲差、恶心、呕吐、腹泻、呃逆、头昏、头痛、烦躁不安、贫血、出血倾向、呼吸深而快，甚至昏迷、抽搐、心力衰竭等。

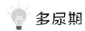
多尿期

当每日尿量超过 500ml 时，就是多尿期，尿量平均为每日 3000~6000ml，甚至可达到 10000ml 以上，4~5 天后血尿素氮、肌酐等随尿量增多而逐渐下降，此期持续 1~3 周。

恢复期

尿量逐渐恢复正常，3~12 个月后肾功能逐渐恢复，大部分患者肾功能可恢复到正常水平，只有少数患者转为慢性肾衰竭。

40 什么是慢性肾衰竭

慢性肾衰竭（慢肾衰）是一种由多种肾脏疾病、药物及重金属等引起的肾脏损害及肾小球滤过率下降。早期一般出现无力，精神萎靡，易疲劳，食欲差，晨起恶心，呕吐，自觉口中有异味，以后逐渐发生面色苍黄，头晕心悸，眼睑及下肢浮肿，晚期患者可出现高血压、心力衰竭、贫血、全身浮肿、嗜睡、反应迟钝等多种表现。

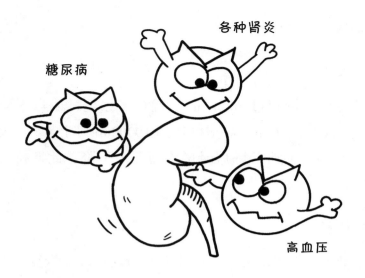

糖尿病

各种肾炎

高血压

④ 慢性肾衰竭分哪几期

慢性肾衰竭根据肾小球滤过率（GFR）进行分期。健康人 GFR 为 125ml/min/1.73m² 左右，肾脏病患者随着病情进展，GFR 逐渐降低。

第一期：GFR ≥ 90ml/min/1.73m²，可以完成日常排毒工作，大多数患者通过体检可被发现，也有可能伴有蛋白尿。

第二期：GFR 为 60~89ml/min/1.73m²，肾功能轻度损伤，至少还保留 60% 以上的肾功能，能勉强完成日常排毒工作，临床可有蛋白尿、眼睑浮肿等，也有患者仍没有明显症状。此时若经积极治疗，能够有效阻止病情进展。

第三期：GFR 为 30~59ml/min/1.73m²，肾功能中度损

伤，超过 2/3 的肾单位可能已经受损，无法完成日常排毒工作，可能出现夜尿增多、容易疲倦、水肿、血压升高等症状。

第四期：GFR 为 15~29ml/min/1.73m²，肾功能已经出现严重损伤，无法完成日常排毒工作，此时可能有皮肤瘙痒、头晕、乏力、恶心、贫血等症状。治疗目的为延缓肾衰进展，延长进入透析的时间。

第五期：GFR < 15ml/min/1.73m²，此时 85%~90% 的肾单位已经坏死，临床会出现严重水肿、心衰、高磷血症、高钾血症、甲状旁腺功能亢进、肾性骨病等并发症。

42 什么是慢性肾衰竭急性加重

慢性肾衰竭因某些诱因如感染、心衰、应用肾毒性药物等出现急性加重，血肌酐在数日或数周内较原基础值上升 50%，或肾小球滤过率（GFR）比原基础值下降 15%，常被称为慢性肾衰竭急性加重。

43 如何区别急、慢性肾衰竭

💡 病史长短

急性肾衰竭病程小于 3 个月，慢性肾衰竭病程大于 3 个月。

💡 是否出现贫血

慢性肾衰竭患者几乎均有贫血，急性肾衰竭患者较少出现贫血。

💡 肾脏大小

肾脏体积增大多见于急性肾衰竭，肾脏体积缩小多见于慢性肾衰竭。但有时急性肾衰竭及慢性肾衰竭早期，患者肾脏体积无明显变化。

44 什么是电解质紊乱

电解质紊乱是指血浆中某一种或多种离子异常，肾功能衰竭多出现的是高钾、低钠、低钙、高磷、高镁。

45 什么是高钾血症

高钾血症是指人体内的血清钾 > 5.5mmol/L，常由钾摄入过多、排出减少、酸中毒、感染、创伤、消化道出血等原因造成。高钾血症可导致严重心律失常，有些患者可无症状而突然出现心脏骤停。

46 什么是低钠血症

当血清钠小于 135mmol/L 时，称为低钠血症。水肿时常有低钠血症，多是摄入水过多的结果（稀释性低钠血症），主要表现为软弱乏力、恶心呕吐、头痛嗜睡、神经精神症状等。

47 什么是钙磷代谢紊乱

肾衰竭患者往往有胃肠道功能受损，使钙吸收减少，而肾功能减退，肾脏排磷明显减少，因而普遍存在低钙血症和高磷血症。血清钙 < 2.15mmol/L 为低钙血症，血磷浓度 > 1.46mmol/L 为高磷血症，可表现为抽筋，诱发心律失常，引起动脉壁、心肌、心瓣膜钙化等。

48 什么是高镁血症

肾衰竭时镁排出减少，可导致高镁血症。正常血镁为 1.5~2.5mmol/l，一旦血镁高于 6mmol/l 就会出现症状，如深部肌腱反射消失、心动过速、各种心脏传导阻滞、血压降低、肌肉瘫软等，重者嗜睡，并可出现昏迷。

49 什么是代谢性酸中毒

在部分轻至中度慢性肾衰竭(GFR > 25ml/min/1.73m^2)患者中，由于肾小管分泌氢离子障碍或肾小管 HCO_3^- 重吸收能力下降，可发生代谢性酸中毒，多数患者能耐受轻度慢性酸中毒，当二氧化碳结合力 < 13.5mmol/L，

则可出现较明显症状，如呼吸深长、食欲不振、呕吐、虚弱无力，严重者可有昏迷、心力衰竭或（和）血压下降。

50 为什么有些人只有血尿素氮升高

血尿素氮易受其他因素影响，单纯这一项升高不一定就是肾功能减退，还可能由以下原因导致。

（1）严重脱水、大量腹水、心脏循环功能衰竭、肝肾综合征等导致血容量不足，肾血流量减少、灌注不足致少尿，此时血尿素氮升高，但肌酐升高不明显。经扩容治疗后，尿量多能增加，血尿素氮水平可自行下降。

（2）蛋白质分解或摄入过多，如急性传染病、高热、上消化道大出血、大面积烧伤、大手术后和高蛋白饮食等，但血肌酐一般不升高。

以上原因导致的血尿素氮升高，经状态矫正后可自行下降。

51 什么是继发性甲状旁腺功能亢进

继发性甲状旁腺功能亢进（简称继发性甲旁亢）指的是慢性肾衰竭情况下，甲状旁腺长期受到低血钙、高血磷的刺激而分泌过量的甲状旁腺激素（PTH）以提高血钙、降低血磷的一种慢性代偿性临床综合征，是引起肾性骨病的重要因素。轻者症状不明显，严重者表现为肌无力、关节不适及骨病，特别以持续骨痛为主，还有软组织（血管、心脏、心包、皮肤、眼）钙化，引起皮肤坏死和坏疽、关节痛、瘙痒等。

52 什么是肾性骨病

肾性骨病是指由于肾脏疾病而导致的人体骨骼所发生的一系列异常改变。所有慢性肾衰竭患者在透析前都伴有不同程度的肾性骨病，开始不会有临床症状，随着肾功能进一步恶化，肾性骨病逐渐加重，慢慢出现骨骼、关节和肌肉酸胀、疼痛等不适。随着透析时间延长，症状越来越重，重者可以表现为全身关节、骨骼疼痛，严重影响患者的生活质量。

（八）肾脏疾病与妊娠

53 为什么妊娠期容易发生泌尿系感染

妊娠期间易于发生泌尿系感染是因为：①怀孕期间体内雌激素分泌增多，导致阴道口分泌物增加，容易招致细菌感染，还会殃及尿道口。②雌激素还能使肾盏、肾盂、输尿管扩张，并且蠕动减弱，有利于病菌逆行至上尿路，引起肾盂肾炎。③妊娠中晚期，逐渐增大的子宫会压迫肾盏、输尿管、膀胱，使尿液排出不畅，潴留的尿液会加快病菌繁殖引起泌尿系感染。

54 IgA 肾病患者可以妊娠吗

IgA 肾病能不能妊娠要看尿蛋白和肾小球滤过率情况：①当肾小球滤过率＞ 70ml/min/1.73m^2，且 24 小时蛋白尿＜ 1g，血压维持在 140/90mmHg 以内，可以考虑妊娠。②肾小球滤过率＜ 60ml/min/1.73m^2 时，则应当避免在此时妊娠。

55 系统性红斑狼疮性肾炎患者可以妊娠吗

系统性红斑狼疮性肾炎能不能妊娠要看是否处在活动期、尿蛋白量以及肾功能情况：①活动期狼疮性肾炎、24 小时蛋白尿异常、肾小球滤过率＜ 60ml/min/1.73m^2 的患者不宜妊娠。②狼疮性肾炎处于稳定期持续半年以上，蛋白尿正常，且肾小球滤过率＞ 60ml/min/1.73m^2 可以考虑妊娠，但需要将环磷酰胺等对胎儿有影响的药物改为对胎儿没有影响的药物治疗。怀孕期间还要继续规律监测尿蛋白和肾功能变化，一旦发现狼疮活动或肾功能出现急剧恶化，则要及时就医。

56 糖尿病肾病患者可以妊娠吗

糖尿病肾病能不能妊娠要结合尿蛋白量、血压、肾功能情况：①糖尿病肾病当 24 小时尿蛋白＜1g，血压＜140/90mmHg，且肾功能正常，可以妊娠。②若 24 小时尿蛋白＞1g 且肾功能下降时，则不能妊娠。

57 什么是妊娠期急性肾损伤

妊娠期急性肾损伤是常见的临床综合征，主要表现为妊娠期间肾功能快速下降及代谢废物蓄积，是危及母婴生命的高危产科疾病之一，需要引起我们的高度重视。妊娠期急性肾损伤的病因复杂，孕早期常见于感染性流产导致的败血症或严重的妊娠反应，如剧烈呕吐引起的脱水；中、晚期多见于胎盘早剥、宫内死胎延滞、严重宫内出血、脓毒血症、子痫等。总之，缺血和重症感染是妊娠期急性肾损伤的主要原因。另外，由于妊娠期间肾脏负担加重，原有慢性肾脏疾病患者妊娠时较正常人群更易发生急性肾损伤。

58 什么是产后急性肾衰竭

产后急性肾衰竭是指在顺利分娩后出现的以少尿，甚至无尿和肾功能急剧恶化为主要表现的妊娠期肾脏疾病，又称特发性产后急性肾衰竭、产后溶血性尿毒症综合征。此病多发生于产后第 1 天至数月内，特点为发生于产后的少尿或无尿性急性肾衰竭伴微血管病性溶血性贫血。

59 血液透析患者可以妊娠吗

进行血液透析的女性患者由于分泌黄体生成素不足，使排卵周期停止和不孕，不过还是有个别女性患者可能出现偶然排卵和受孕。

但对于透析患者来说，受孕、妊娠与生产都有比较高的风险，要注意观察以下情况。

血压

妊娠高血压容易发生子痫前期，透析期间的低血压可能损害子宫胎盘循环。

感染

透析孕妇有透析通路相关感染的风险，如半永久中心静脉透析导管相关菌血症，有可能危及生命。

贫血

贫血是透析孕妇常见的并发症，甚至有些孕妇可能需要输血治疗，因此需要注意血红蛋白等贫血指标的监测。

营养

透析患者经常会出现营养不良的状态，因此建议增加血液透析频率，提高透析充分性，减少毒素对胃肠道刺激，提升食欲，加强营养，同时能减少每次透析的脱水量，避免胎儿缺血的发生。

60 肾移植患者可以生育吗

对于育龄期女性，肾移植术后符合以下指标可以考虑妊娠：①肾移植术后 1 年。②血清肌酐恢复正常。③近 1 年未发生排斥反应。④目前无病毒感染（如巨细胞病毒感染）。⑤目前未服用可引起胎儿致畸的药物。⑥免疫抑制剂稳定在维持剂量。

如果妊娠早期出现以下情况，如移植肾肌酐清除率＜50ml/min，持续有尿蛋白或尿蛋白增加，妊娠早、中期肌酐明显上升，有泌尿生殖系统严重疾病，发生排斥反应或出现任何危及移植肾的功能和存活情况，则必须终止妊娠。

对于男性，肾移植手术后，肾功能会逐渐恢复，2 年后精子的活动力、有缺陷精子的比例有望恢复到正常水平，因此男性肾移植受者选择在术后 2 年生育是安全的。

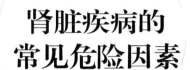

肾脏疾病的常见危险因素

01 食盐过多

盐虽然是我们生活必需调味品，但食盐摄入过多会引起高血压、水肿等，且高血压和肾脏疾病相互影响。我国居民膳食指南中要求每日食盐量最好控制在 6g 左右。

02 摄入蛋白质过多

蛋白质是重要的营养物质，有构成人体组织、维持生理功能、提供能量等作用。当食物中蛋白质提供的热量超过总热量的 20%，就是高蛋白饮食。高蛋白饮食使尿蛋白的排泄增加，会加重肾脏负担。此外，高蛋白饮食还能够引起高血压、高血脂、高尿酸、结石等疾病。

03 受烟草侵害

烟草中含有大量尼古丁，能够使血管收缩，血小板黏附性增加，小动脉壁增厚，导致肾小球动脉硬化；烟草中的其他有害物质如镉和铅可以蓄积在肾脏，引起肾小管损伤。长期吸二手烟同样也会造成有害物质蓄积，危害健康。

04 长期大量饮酒

①长期饮酒会出现高血压，引起高血压肾病。②酒

精抑制糖异生，饮酒后出现血糖降低，随后血糖反弹升高，长期血糖波动加重肾血管损害。③酒精增加尿酸的生成，抑制肾脏对尿酸的排泄，尿酸结晶蓄积导致结石。④长期大量摄入酒精能够加速体内蛋白质分解，促进尿素氮生成，酒精分解时可以产生大量的酸性物质，加重肾脏负担。

每次饮白酒超过 2~3 两，或啤酒 3 瓶（5 听），或葡萄酒 600~750ml，为过量饮酒，对人体产生危害。

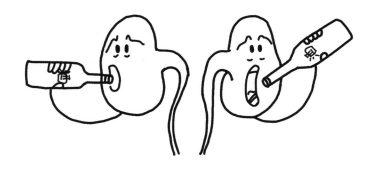

05 环境污染

环境污染物质包括镉、氟、铅、汞、硅、铬、砷等重金属，污染土地及饮用水。镉、氟、铅、砷可以引起肾小管损伤，汞则可以引起肾病综合征，硅和铬可以损伤肾小球和肾小管。

06 遗传

多囊肾、遗传性肾炎、先天性肾病综合征、良性家族性血尿等，这些疾病被称为遗传性肾脏病。还有一些肾脏病如 IgA 肾病、狼疮性肾炎、糖尿病肾病等，虽有遗传因素在内，但与环境等因素也密切相关。

07 高龄

随着年龄增长，体质下降，原发疾病逐渐加重，肾脏病的发病风险也会随之增加。①肾小球随着年龄的增长也会"变老"，出现生理性肾小球硬化、肾小管萎缩等。②老年人高血压、糖尿病、高尿酸血症等慢性疾病增多，这些慢性疾病也是肾脏疾病的危险因素。③老年人的代偿能力减退，若出现呕吐、腹泻、消化道出血、感染、心功能不全等疾病时，更容易出现肾衰竭。

08 早产儿、低体重儿和巨大儿

早产儿（胎龄 28~37 周）和低体重儿（出生体重＜2500g）可能存在肾小球、肾小管等肾脏结构发育不成熟，肾单位少的情况，为了维持正常的肾功能，这些肾单位通过扩大体积、增加肾小球滤过面积来进行代偿，可能会加速肾血管的硬化，引起慢性肾脏病。

巨大儿（出生体重＞4000g）成年后更容易发展为肥胖、糖尿病、高血压，若控制不好，容易引起继发性肾脏病。

09 肥胖

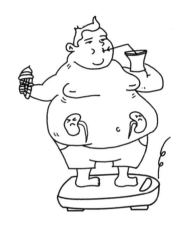

肥胖是指体重指数≥28kg/m²，或腰臀比男性＞0.9，女性＞0.8。肥胖的人多同时伴有糖尿病、高血压、高脂血症、高尿酸血症等代谢疾病，这些疾病会加重肾小球或肾小管损伤，最终导致肾脏疾病。

10 应用肾毒性药物

有些药物有肾毒性，西药如双氯芬酸钠缓释片（保泰松）、利福平、吲哚美辛、环孢素A等，中药如关木通、马兜铃、朱砂、水银、全蝎、蜈蚣等，都可以损伤肾小管间质，引起急性或慢性间质性肾炎。

11 免疫功能紊乱

免疫功能紊乱是指免疫系统过强或过弱，不能发挥正常防御功能，从而引起疾病。免疫功能紊乱时，免疫复合物沉积在肾脏，破坏肾小球的毛细血管网，导致血液中的蛋白质从肾脏漏出。常见的疾病如急性肾小球肾炎、IgA肾病、急进性肾小球肾炎、狼疮性肾炎等都与免疫功能紊乱有关。

12 代谢性疾病

代谢性疾病如糖尿病、高血压、高尿酸血症、肥胖等，可以引起肾小球和肾小管损害，从而出现血尿、蛋白尿、水肿、高血压、夜尿增多等症状。若血糖、血压、尿酸、体重等得不到很好控制，则会进展为慢性肾功能不全。

13 感 染

不同感染方式对肾脏疾病的影响不同。

直接感染

细菌、病毒、真菌、支原体、衣原体、结核杆菌、淋病奈瑟菌、寄生虫等直接侵入泌尿系统，引起肾盂肾炎、膀胱炎、肾结核等泌尿系统感染。

间接感染

乙型病毒性肝炎、丙型病毒性肝炎、流行性出血热、感染性心内膜炎、梅毒、螺旋体病、艾滋病等可引起免疫功能紊乱，免疫因子破坏肾小球或肾小管，导致乙型肝炎病毒相关性肾炎、丙型肝炎病毒相关性肾炎、流行性出血热肾损害等。

⑭ 尿路梗阻

尿路梗阻是指结石、肿瘤、前列腺增生、尿路畸形等因素引起的尿路不通畅，尿液无法顺利排出体外。上尿路梗阻时尿液无法顺利排入下尿路造成肾盂积水；下尿路梗阻时，尿液排出受阻，膀胱压力升高，尿液不能下行，积聚在输尿管，进而引起肾盂扩张、肾盂积水，治疗不及时或疾病迁延不愈会引起肾脏功能下降。

泌尿系统疾病
常见的临床症状

01 尿频、尿急、尿痛

02 尿液混浊

03 尿液颜色红

04 腰部和（或）下腹部突然绞痛

05 尿中有泡沫

……

01 尿频、尿急、尿痛

尿频、尿急、尿痛是指排尿次数明显增加，一有尿意即需要立即排尿且难以控制，排尿时尿道或膀胱有针刺样或灼热样疼痛，有时伴有会阴部和下腰部疼痛、坠胀感，这些是膀胱炎、尿道炎、急性肾盂肾炎最常见、最典型的症状。绝经期妇女、尿道损伤、尿路梗阻、尿路畸形、饮茶和咖啡过量等也可以出现这些症状。

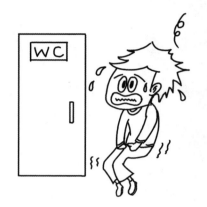

02 尿液混浊

尿液混浊是指排出的尿液混浊，常见于泌尿系感染、泌尿系结石合并感染、前列腺炎、乳糜尿、蛋白尿等疾病，妇女妊娠期和阴道炎分泌物混入尿液也会出现尿液混浊。

03 尿液颜色红

（1）血尿：常见于肾小球肾炎、泌尿系感染、泌尿系结石、泌尿系肿瘤等疾病。

（2）血红蛋白尿：指尿中含有大量游离血红蛋白，常见于阵发性睡眠性血红蛋白尿、蚕豆病、肾梗死等疾病。

（3）尿染色：服用华法林、利福平、氨基比林、氯丙嗪等药物以及食红心火龙果、甜菜等有颜色的食物时可出现尿液红色。

04 腰部和（或）下腹部突然绞痛

腰部和（或）下腹部突然出现剧烈疼痛，可放射到大腿内侧，呈绞痛，或者伴有肉眼血尿，甚至大汗淋漓、恶心、呕吐等，症状持续数分钟或几个小时，可见于输尿管结石、泌尿系统肿瘤、血块等阻塞尿路。

05 尿中有泡沫

排尿时都会出现泡沫，但如果泡沫细小且久久不能消散，则往往提示尿里有蛋白。当 24 小时尿蛋白 > 0.15g 时可能会出现以上情况。在生理情况下，如剧烈运动、发热、精神紧张时也会出现少量蛋白尿，一般 24 小时蛋白尿 < 0.5g。

06 水肿

根据水肿程度不同，可分为轻、中、重度三度。轻度水肿：水肿范围小，仅发生于眼睑或足踝，按压水肿部位很快恢复。中度水肿：水肿范围至膝关节以下，按压凹陷恢复较慢。重度水肿：水肿范围到大腿甚至全身，按压凹陷不起或皮肤发亮，甚至渗液。常见于肾小球肾炎、肾病综合征、糖尿病肾病、急慢性肾衰竭等。除了肾脏疾病之外，下肢动静脉血栓、心功能不全等疾病也可以引起水肿，临床应当予以鉴别。

07 血压升高

引起血压升高的肾脏疾病有急慢性肾小球肾炎、急进性肾小球肾炎、IgA 肾病、肾病综合征、糖尿病肾病、狼疮性肾炎、紫癜性肾炎、肾动脉狭窄等。血压升高亦可引起高血压肾病。

08 尿量增多

尿量增多是指 24 小时尿量超过 2500ml。如慢性间质性肾炎、肾性尿崩症、急性肾衰竭多尿期等，都可以引起尿量增多。

09 夜间尿量增多

正常成人夜间排尿 0~2 次，尿量为 300~400ml，相当于全天总尿量的 1/4~1/3。若夜间尿量超过 750ml 或大于白天的尿量，则称为夜尿增多，多由肾小管功能受损所致，常见疾病有 Fanconi 综合征、间质性肾炎、高血压肾病、肾功能不全等。

⑩ 尿量减少

24 小时尿量 < 400ml 为少尿，24 小时尿量 < 100ml 为无尿。肾小球肾炎、急性间质性肾炎时肾脏生成尿液减少，出现少尿或无尿。尿路结石、肿瘤、前列腺增生等尿液排出障碍时，虽有尿液，但排出减少。

⑪ 乏力

肾脏疾病常伴有乏力症状，引起乏力的原因包括营养不良、贫血、电解质紊乱、心力衰竭等。

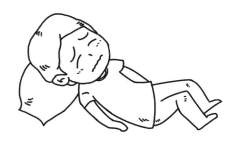

⑫ 恶心、呕吐、食欲差

①慢性肾功能不全时引起胃肠道水肿，或毒素刺激胃肠道，或肾性贫血，均可出现恶心、呕吐、食欲减退等症状。②代谢性酸中毒时酸性物质刺激胃肠黏膜而出现恶心

呕吐。③泌尿系结石时由于疼痛刺激，可出现恶心、呕吐，合并感染时亦可出现恶心、呕吐、食欲差等。

13 咳嗽、咳痰、呼吸困难

①肾衰竭患者免疫功能低下，容易合并肺部感染，可出现咳嗽、咳痰，或呼吸困难等。②肾衰竭产生毒物刺激呼吸系统，出现咳嗽、咳痰、呼吸困难，甚至伴有胸前区或胸部两侧剧烈疼痛。③肾衰竭时水液潴留、重度贫血、低蛋白血症等，均会引起心功能不全，出现肺水肿时可见咳嗽、咳痰、呼吸困难等。

14 心慌、胸闷

①肾功能不全可引起冠心病、心肌病、尿毒症性心包炎等，均可出现胸闷、心慌等症状。②肾炎、肾功能不全引起肾性高血压，可出现心慌、胸闷等症状。③肾小球肾炎、糖尿病肾病、肾功能不全等肾脏病，低蛋白血症、水液代谢紊乱引起水液潴留，加重心脏负荷，均可出现心慌、胸闷等症状。

15 骨痛或骨变形

慢性肾脏病患者会出现骨质疏松、骨痛、骨变形、易骨折等。骨痛通常是全身性，好发于下半身承重部位，如腰、背、髋关节、膝关节等。

16 不安腿综合征

不安腿综合征是指肢体出现麻痹、酸痛、瘙痒、灼热、蚂蚁爬、下肢颤抖等不适，常于夜间出现，休息时症状明显，活动下肢后可暂时缓解，常伴有睡眠障碍，严重时白天亦可发作。一般见于肾衰竭、肾病综合征、糖尿病、维生素缺乏、妊娠等。

17 失眠或嗜睡

①肾衰竭时毒素刺激脑神经，出现失眠、嗜睡，或伴有注意力不集中、记忆力减退等症状。②肾脏病出现重度贫血或电解质紊乱时也可出现失眠或嗜睡。

18 皮肤瘙痒

瘙痒难忍，皮肤上有抓痕、痒疹，严重时还会烦躁不安，影响睡眠，还可伴有皮肤干燥、脱屑等。常见于肾功能衰竭、糖尿病肾病、紫癜性肾炎等，有时因皮肤瘙痒就诊而发现肾功能不全。

19 皮肤颜色变黄或出现瘀斑、结晶

①慢性肾脏病贫血、发展至尿毒症时，毒素堆积在体

内，均可出现皮肤发黄。②肾衰竭时毒素刺激、破坏血管，或凝血功能出现障碍，紫癜性肾炎，皮肤可出现淤斑。③尿毒症患者汗腺中尿素含量升高，形成汗碱，皮肤出现白色结晶。

肾脏疾病
常用的检查

01 尿常规检查

尿常规检查除了人们熟知的尿中白细胞、红细胞、尿蛋白以外，还有多项需要关注的指标（表1）。

表1 尿常规检查相关指标及临床意义

名称	正常参考值	异常值临床意义
尿液颜色	浅黄色	变红、混浊见于肾小球肾炎、泌尿系感染、泌尿系结石等
酸碱度（pH）	4.6~8.8	降低见于慢性肾小球肾炎、代谢性酸中毒、糖尿病等
尿比重（SG）	1.015~1.025	升高见于糖尿病；降低见于慢性肾小球肾炎、肾盂肾炎等
隐血（BLO）	阴性（－）	阳性见于肾小球肾炎、IgA肾病、泌尿系感染、泌尿系结石等
白细胞（WBC）	阴性（－）	阳性见于泌尿系感染等
红细胞（RBC）	阴性（－）	阳性见于肾小球肾炎、IgA肾病、泌尿系感染、泌尿系结石等
尿蛋白（PRO）	阴性（－）	阳性见于肾小球肾炎、肾病综合征、IgA肾病、糖尿病肾病、高血压肾病、狼疮性肾炎、紫癜性肾炎等
尿糖（GLU）	阴性（－）	阳性见于糖尿病、肾性糖尿等
酮体（KET）	阴性（－）	阳性见于糖尿病酮症酸中毒
红细胞（高倍视野）	小于3个/高倍镜视野	大于3个/高倍镜视野，可见于肾小球肾炎、IgA肾病、泌尿系感染、泌尿系结石等
白细胞（高倍视野）	小于5个/高倍镜视野	大于5个/高倍镜视野，可见于泌尿系感染等
肾小管上皮细胞	偶见/高倍镜视野	较多时可见于肾小球肾炎、肾间质性肾炎

名称	正常参考值	异常值临床意义
鳞状上皮细胞	偶见 / 高倍镜视野	较多时可见于泌尿系感染
管型	阴性或偶见透明管型和颗粒管型 / 低倍镜视野	大量透明管型见于肾小球肾炎、肾病综合征、肾盂肾炎等；大量颗粒管型见于肾小球肾炎、肾病综合征、间质性肾炎等；细胞管型见于肾小球肾炎、肾盂肾炎等；细菌管型见于泌尿系感染等；蜡样管型见于肾衰竭等；脂肪管型见于肾病综合征、慢性肾小球肾炎急性发作等
结晶	0~25 个 /μl	可见于泌尿系结石、糖尿病、痛风等

02 尿培养加药敏试验

尿培养加药敏试验是指通过对尿液细菌培养来明确具体的病原菌，通过药敏试验来确定敏感性较高的抗菌药物，以更好地指导临床用药。

03 24 小时尿蛋白定量

正常人 24 小时尿蛋白为 0~80mg，当 24 小时尿蛋白定量大于 120mg 时称为蛋白尿，24 小时尿蛋白在 120mg~150mg 为轻度，500mg~4000mg 为中度，大于 4000mg 为重度。尿蛋白增多可见于肾小球肾炎、肾病综合征、糖尿病肾病、高血压肾病、间质性肾炎、狼疮性肾炎、紫癜性肾炎等。

04 相位差镜检红细胞

相位差镜检红细胞是通过测定尿中红细胞的形状来判断红细胞的来源，异形红细胞＞70%，一般来源于肾脏；异形红细胞＜20%，来源于输尿管、膀胱或尿路；异形红细胞占20%~70%，称为混合性血尿。

05 肾脏病早期尿液检测

肾脏病早期尿液检测主要包括以下几个项目。

尿微量白蛋白

正常人24小时尿微量白蛋白＜30mg/L。当24小时尿微量白蛋白为30~300mg/L时，称为尿微量白蛋白尿，常见于早期糖尿病肾病、高血压肾病等。

尿转铁蛋白

正常值参考范围为＜2.0mg/L。升高多见于糖尿病肾病、高血压肾病、狼疮性肾炎等。尿转铁蛋白比尿微量白蛋白出现早，对于疾病的早期诊断更敏感。

α_1 - 微球蛋白

正常值参考范围为24小时＜15mg。升高提示肾小管重吸收功能受损，见于肾小管间质性肾炎、肾移植排斥反应等。

 β₂- 微球蛋白

正常值参考范围为 < 0.3mg/L，增多见于肾小管间质性肾炎、药物所致肾小管损伤、肾移植早期急性排斥反应等。

 视黄醇结合蛋白

正常值参考范围为（0.11 ± 0.07）mg/L。视黄醇结合蛋白是反映近曲小管受损的敏感指标，增多见于肾小管间质性肾炎、Fanconi 综合征、急性肾衰竭等。

 尿 N- 乙酰 β-D- 氨基葡萄糖苷酶（NAG）

正常值参考范围为（9.24 ± 8.4）μg/ml，升高可见于肾小管坏死、间质性肾炎、急性肾盂肾炎、糖尿病肾病等。

06 尿渗透压测定

尿渗透压测定是指尿液内电解质、蛋白质、糖类、尿素等全部溶质微粒的总数量，能够反映肾小管的浓缩功能。正常值参考范围为 600~1000mOsm/kg·H_2O，平均值为 800mOsm/kg·H_2O。尿渗透压 < 600mOsm/kg·H_2O 时，可见于慢性肾盂肾炎、尿崩症、高尿酸血症肾病、肾功能衰竭等。

07 尿浓缩稀释试验

尿浓缩稀释试验是通过测定 24 小时尿量，白昼尿量与夜间尿量之比，了解远端肾小管和集合管重吸收功能的检查方法。尿浓缩稀释试验的正常值参考范围：日间尿量 1000~2000ml，夜间尿量 < 750ml，昼尿量 / 夜尿量为（3~4）：1，夜尿或昼尿中至少 1 次尿比重 > 1.018，昼尿最高与最低比重差 > 0.009。尿浓缩稀释试验异常常见于以下情况：①夜间尿量 > 750ml，常见于慢性肾小球肾炎、高血压肾病、间质性肾炎、痛风性肾病等。②尿量少而比重增加，固定在 1.018 左右，多见于急性肾小球肾炎等。③尿量明显增多，> 4L/24h，而尿比重均低于 1.006，提示尿崩症。

08 肾功能检查

肾功能检查包括血肌酐、尿素氮检查。

血肌酐

血肌酐（Scr）正常值参考范围为男性 53~106μmol/L，女性 44~97μmol/L。血肌酐升高见于急性肾衰竭、慢性肾功能衰竭等。

尿素氮

尿素氮（BUN）正常值参考范围为 3.2~7.1mmol/L。

尿素氮升高见于急性肾衰竭、慢性肾衰竭等；单纯尿素氮升高，亦可见于严重脱水、大量腹水等导致的血容量不足，或蛋白质分解或摄入过多，此时血尿素氮升高，但肌酐升高不明显。

09 肾脏免疫学检测

免疫球蛋白检测

IgG 正常值为 7.0~16.6g/L，升高见于狼疮性肾炎；IgA 正常值为 0.7~3.5g/L，升高见于 IgA 肾病、过敏性紫癜；IgM 正常值为 0.5~2.6g/L。三者均升高见于狼疮性肾炎、干燥综合征肾损害、感染性心内膜炎肾损害等；IgG、IgM 降低见于肾病综合征。

血清补体检测

正常 C_3 为 0.3~1.5g/L，C_4 为 0.20~0.60g/L。二者降低可见于急性肾小球肾炎、IgA 肾病、狼疮性肾炎、感染性心内膜炎性肾损害等。

抗体检测

抗体检测正常为阴性。系统性红斑狼疮性肾炎可见抗核抗体（ANA）、抗双链 DNA（ds-DNA）抗体、抗史密斯（Sm）抗体、抗干燥综合征抗原 A（SSA/Ro）抗体阳性或升高；干燥综合征可见抗 SSA/Ro 抗体阳性；急进性肾小球肾炎可见抗肾小球基底膜（GBM）抗体阳性；过敏性紫癜性肾炎可见抗中性粒细胞胞浆抗体（ANCA）阳性；原发性膜性肾病可见抗磷脂酶 A_2 受体（PLA2R）阳性。

⑩ 电解质检查

常见电解质检查有以下几项。

 钾

血钾（K^+）正常值参考范围为 3.5~5.3mmol/L。血钾升高见于急性肾衰竭少尿期、长期服用螺内酯等保钾利尿药、肾移植术后等；血钾降低可见于肾衰竭多尿期、肾小管性酸中毒、Fanconi 综合征、尿崩症、呕吐腹泻等。

 钠

血钠（Na^+）正常值参考范围为 135~145mmol/L。血钠升高见于摄入过多钠盐、醛固酮增多症、肾上腺皮质功能亢进；血钠降低见于严重肾炎、急性肾衰竭、慢性肾衰竭、Fanconi 综合征、尿崩症、大量应用利尿剂、呕吐腹泻等。

氯

血氯（Cl^-）正常值参考范围为 95~105mmol/L。血氯升高见于急慢性肾衰竭少尿期、肾脏疾病出现低蛋白血症、尿道或输尿管梗阻；血氯降低见于慢性肾衰竭、大量应用利尿剂、呕吐腹泻丢失、营养不良等。

 钙

血钙（Ca^{2+}）正常值参考范围为 2.25~2.58mmol/L。血钙升高见于急性肾衰竭、多发性骨髓瘤、原发性甲状旁腺功能亢进症；血钙降低见于肾衰竭、肾病综合征、肾小管性酸中毒、甲状旁腺功能减退症等。

磷

血磷（P^{3+}）正常值参考范围为 0.97~1.61mmol/L。血磷升高见于肾衰竭、甲状旁腺功能减退症、多发性骨髓瘤、维生素 D 摄入过多；血磷降低见于 Fanconi 综合征、肾小管性酸中毒、血液透析、维生素 D 缺乏、吸收不良、呕吐腹泻、甲状旁腺功能亢进症、糖尿病酮症酸中毒、大量应用利尿剂等。

镁

血镁（Mg^{2+}）正常值参考范围为 0.8~1mmol/L。血镁升高见于急、慢性肾功能不全；血镁降低可见于肾小管性酸中毒。

⑪ 二氧化碳结合力检查

二氧化碳结合力（CO_2CP）是指血浆中呈结合状态的二氧化碳的含量，反映体内的碱储备量。正常值参考范围为 23~31mmol/L。降低见于代谢性酸中毒和呼吸性碱中毒，如糖尿病酮症酸中毒、急慢性肾功能不全、肾小管性酸中毒等；升高见于呼吸性酸中毒和代谢性碱中毒，常见于呼吸系统疾病。

⑫ 肾脏 X 线检查

肾脏 X 线检查可以了解肾脏的位置、轮廓、大小、有无钙化，以及不透 X 线的结石及结石数目、大小、形状等情况。

⑬ 肾脏 CT 检查

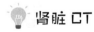 肾脏 CT

肾脏 CT 可以了解肾脏内结石、囊肿、占位的位置、大小、形态、范围、性质等；还可以诊断肾脓肿、肾周感染、肾结核等疾病；能发现肾脏创伤及泌尿系畸形等情况。

🔆 肾脏增强 CT

肾脏增强 CT 是指在 CT 检查之前注射含碘造影剂增强影像效果，使结石、肿块、感染、创伤等更清晰显现。

⑭ 肾脏核磁检查

①肾脏核磁检查可以更清晰地显示肾脏结构，能清楚区分肾皮质和肾髓质。②肾脏核磁检查不仅能显示肿块位置、大小、范围，还可以帮助判断肿块是囊性还是实性。③对于感染性疾病，特别是肾结核、肾脓肿，肾脏核磁检查能更好地显影。④肾脏核磁检查能够协助诊断肾脏血管疾病如动脉狭窄、静脉血栓等。⑤肾功能受损或碘过敏，不能行增强 CT 检查的患者，可以选择肾脏核磁检查。

⑮ 肾脏、膀胱、输尿管超声检查

🔆 双肾超声

双肾超声可以了解肾脏的大小、形态、位置，肾皮质厚度，肾盂形状，有无积水、肾结石，肾脏血管有无狭窄、栓塞等。

🔆 输尿管超声

输尿管超声可以了解输尿管扩张、输尿管结石、外伤、输尿管肿瘤、输尿管畸形等情况。

 膀胱超声

膀胱超声可以了解膀胱内残余尿量、膀胱结石、肿瘤等情况。

16 肾盂造影

通过肾盂造影可以了解肾盂、肾盏、输尿管等情况，有以下两种方式：①逆行性肾盂造影是将导管通过尿道插入输尿管中，注入造影剂，使肾盏、肾盂、输尿管显影，用于观察整个尿路的情况。逆行性肾盂造影的优点是显像清楚，但容易发生逆行性尿路感染。②静脉肾盂造影则是将造影剂注入静脉，通过肾脏造影剂排泄，使肾盂、肾盏、输尿管等显影，可以了解尿路以及肾脏的排泄功能，肾影大小、形态，肾盂、肾盏有无瘢痕、变形等。对于碘过敏、急性感染时尽量避免行肾盂造影。

17 肾穿刺活检术

肾穿刺活检术是指用穿刺针从体表穿到肾脏皮质，将部分肾脏组织取出体外直接进行病理检查，明确肾脏疾病的病理类型、疾病的严重程度以及预后的一种检查方式。

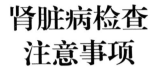

肾脏病检查
注意事项

01 什么是清洁中段尿，怎样准确留取清洁中段尿

清洁中段尿是指在留取小便标本时，持续排尿，先排出约 1/3 尿液，将尿道冲洗干净，然后再留取尿液送检，减少尿道或尿道口不洁净对化验的影响。

02 晨尿留取的方法是什么

晨尿是指清晨起床后，未做运动、未进食早餐之前第一次排出的尿液。取清洁中段尿 3~5ml，装入指定的无菌容器中，在 2 小时内送检。

03 随机尿怎样留取

当天任何时间留取的尿液，称为随机尿。仍然需要留取清洁中段尿 3~5ml，装入指定的无菌尿检容器中送检。

04 24 小时尿量怎样计算时间和送检

患者于清晨 7 点排空膀胱，弃去尿液，此后的尿液都留在一个容器内，至第二日清晨 7 点，留取最后一次尿液，测量 24 小时总尿量，然后取出 50~100ml 尿液送检。

05 如何记录 24 小时出入量

24 小时出入量就是将患者 24 小时内的摄入量与排出量详细进行计算，以了解患者的水液代谢情况和器官功能。

液体计算

入量包括饮食、水、液体药物、输液量、输血量等；出量包括尿量、呕吐量、大汗、大便、痰液量、出血量、伤口渗出液、抽取的胸腹腔积液等。摄入或排出的液体可测量"ml"数。

固体计算

摄入的固体食物等可用厨房秤称重，固体排出物可先测量容器的重量，再测量装入排出物后容器的重量，二者的差就是排出物的量。摄入或排出的固体可用"克""个"等单位。

若患者用尿不湿，则可先测量干净尿不湿的重量，再测量排尿后尿不湿的重量。液体的大便则可用量桶测量。每次测量完记录摄入和排出的准确时间，计算入量和出量，为重症患者入量提供依据。

24 小时出入量记录表见表 2。

表 2   24 小时出入量记录表

时间	入量	出量
	水	小便
	牛奶	大便
	水果	汗液
	主食	引流液
	菜	呕吐物
	输液量	痰液
	输血量	出血
	总量	总量

06 尿浓缩稀释试验怎样留尿送检

正常饮食，每餐食物的含水量不超过 500~600ml，除了三餐之外，不再饮用任何液体。上午 8 点排尿弃去，早 8 点至晚 8 点 12 小时内，每 2 小时留尿一次，一共 6 次，分别置于清洁容器内并记录尿量。晚 8 点至次日早 8 点 12 小时收集的全部尿液放在一个清洁瓶内，测量尿量，送检。

07 尿渗透压测定怎样留尿送检

在禁饮 12 小时后留尿，比如晚 8 点以后不再饮用液体，夜间有尿可以排掉，但不能再饮水，次日早晨 8 点留尿送检，同时抽取静脉血。

08 尿培养标本留取应注意什么

无菌操作

留取标本时应注意无菌操作，如取标本前洗手、清洁外阴、使用无菌容器等。

留取晨尿

晨尿在膀胱内停留时间长，细菌有足够的繁殖时间，故最好留取晨起第一次尿液，即晨尿。

尽快送检

为避免细菌在体外繁殖影响检验结果，应在留取尿液2小时内送检。

留取时机

在临床中，一般在经验使用抗生素之前，先留取尿培养标本。若已自行服用抗生素，应在停用抗生素3~5日后留取标本。

09 成年女性留取尿液要注意哪些问题

①应尽量避免在月经期间和月经前后2~3天内留取，以免经血混入尿液中影响红细胞检查结果。②要清洗外

阴，避免外阴细菌污染尿液。

🔟 哪些因素会对 24 小时尿蛋白定量检查产生影响

①留取标本 2 天前摄入过多蛋白质或者刻意控制蛋白质摄入量。②大量饮水或不饮水。③跑步、打球、游泳等剧烈运动。以上都会对 24 小时尿蛋白定量检查产生一定影响。

11 哪些检查项目需要空腹抽血

空腹是指禁食水 8~12 小时，一般晚 8 点以后就不能再进食水，且避免大运动量活动。心功能、肝功能、肾功能、血糖、血脂、血清蛋白、电解质、空腹胰岛素检测均需空腹抽血。

12 哪些检查项目不需要空腹抽血

血常规、血沉、凝血功能、甲状腺功能、性激素、抗体检查等因受饮食影响较小，可以不空腹抽血。

13 哪些检查项目可以急查

某些急症情况下，需要紧急检查一些项目来帮助诊断、治疗，如血常规、凝血功能、肝功能、肾功能、电解质、血糖、心肌酶谱、心梗心衰检测等均可急查。

⑭ 为什么行腹部超声检查时需要空腹

在行腹部超声检查前应禁食至少 8 小时，因为进食后肠道内容物、肠道产气、胆汁排泄都会影响超声检查的正确性。有慢性病必须服用药物者，可以少量饮水将药物送下。

⑮ 做哪些部位的超声检查前需要憋尿

憋尿是为了使膀胱充盈，提供良好的透声效果，在做输尿管、膀胱、前列腺超声检查前都需要憋尿。

⑯ 拍摄腹部 X 线检查前要注意哪些问题

①拍摄腹部 X 线检查的前 3 天应禁止服用含有铁、钙、碘等容易在 X 线下显影的食物或药物，前一天晚上进食少量易消化、产气少的食物，检查当日早晨不能再进餐。②在拍摄腹部 X 线平片之前需要排净大便，前一天晚上可服用复方聚乙二醇电解质散等药物帮助排便，清洁肠道，但在晚 8 点之后停止服用。

⑰ 肾盂造影需要注意哪些问题

肾盂造影之前 12 小时就开始禁水，同时务必将膀胱中的尿液排干净。肾盂造影之后需饮水 1500~2000ml 来帮助造影剂排泄，减少对肾脏的影响。

18 肾穿刺活检前须进行哪些训练

体位训练

取俯卧位，腹部垫一软枕，肾穿刺活检时需要保持这一体位不动。

呼吸训练

练习腹式呼吸（吸气鼓肚子），憋住，持续 15 秒以上。

排尿训练

练习卧位排尿，以保证肾穿刺后 24 小时顺利排尿。

放松心情

手术前了解肾穿刺的基本常识，放松思想，不要紧张，与主管医生及时沟通。

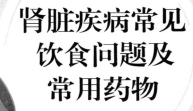

肾脏疾病常见饮食问题及常用药物

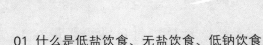

（一）肾脏疾病常见饮食问题

01 什么是低盐饮食、无盐饮食、低钠饮食

低盐饮食

低盐饮食是指每天盐的摄入量＜5g，大约含钠2g左右。酱油、豆瓣酱、咸菜、腐乳、火腿、香肠等都含有盐。

无盐饮食

无盐饮食是指每日钠摄入量在1g左右，不摄入盐和含盐食物、调料。

低钠饮食

低钠饮食是指每日钠摄入量＜0.5g，不但需要无盐饮食，还需要限制含钠高的食物如茼蒿、西芹、茴香、奶白菜等摄入。

02 什么是低蛋白饮食

低蛋白饮食是一种限制蛋白质供给，补充或不补充必需氨基酸／酮酸，并且能够保证有足够能量摄入的一种饮食治疗方法。低蛋白饮食即每日蛋白质摄入量为

0.6~0.8g/（kg·d）；极低蛋白饮食即每日蛋白摄入量为0.3~0.4g/（kg·d）；日常生活中粗略计算一杯 200ml 的牛奶含蛋白质约 6.8g，一个鸡蛋含蛋白质约 6g，50g 瘦肉含蛋白质约 9g。

03 什么是优质蛋白

优质蛋白是指食物蛋白质中的氨基酸与人体蛋白质的氨基酸相似，容易被人体吸收利用的蛋白。优质蛋白大多是动物蛋白，如牛奶、鸡蛋、瘦肉、鱼等。

04 什么是蛋白质能量营养不良

蛋白质能量营养不良是指蛋白质和（或）能量摄入不足引起的营养不良。肾脏病后期，尤其正在进行透析治疗的患者，由于蛋白质摄入不足、丢失过多或者蛋白质分解代谢增加等，容易出现蛋白质能量营养不良，导致消瘦、水肿加重、乏力、免疫力下降，容易并发感染等疾病，甚至对肾脏病患者的生命造成威胁。

（二）肾脏疾病常用药物

治疗肾脏疾病有些药物是通用的，故在此将常用药物的种类、不良反应及注意事项进行介绍。

05 常用的降压药有哪些，其不良反应及注意事项是什么

常用的降压药有肾素 – 血管紧张素 – 醛固酮系统阻断剂、钙通道阻滞剂、β 受体拮抗剂、α 受体拮抗剂、利尿剂五大类。

肾素 – 血管紧张素 – 醛固酮系统阻断剂

肾素 – 血管紧张素 – 醛固酮系统阻断剂是一类通过作用于人体肾素 – 血管紧张素 – 醛固酮系统（RAAS）而调节血压的降压药物，包括两类。①血管紧张素转化酶抑制剂（ACEI），如卡托普利、贝那普利、福辛普利、依那普利等。②血管紧张素 Ⅱ 受体拮抗剂（ARB），如缬沙坦、氯沙坦、替米沙坦、奥美沙坦等。适用于肾脏病有蛋白尿的患者。

不良反应：刺激性干咳、血钾升高、胎儿致畸、血管神经性水肿等。

注意事项：当血肌酐＞ 265μmol/L、血钾＞ 5.5mmol/L、收缩压＜ 90mmHg 且伴有临床症状、妊娠、双侧肾动脉狭窄、血管神经性水肿时，这类药物不能应用。

钙通道阻滞剂

钙通道阻滞剂是指通过选择性阻滞钙离子进入细胞内

而达到降压目的的一类降压药物，降压作用较强。常用药物有硝苯地平、非洛地平、氨氯地平、拉西地平、贝尼地平等。

不良反应：头痛、颜面潮红、心率增快、足踝水肿等。

注意事项：心动过速、严重冠状动脉狭窄的患者应用可能诱发心绞痛或心肌梗死。

 β受体拮抗剂

β受体拮抗剂可以选择性抑制β肾上腺素受体与神经递质结合而发挥降压作用。常用药物有美托洛尔、比索洛尔、拉贝洛尔、卡维地洛等。

不良反应：心动过缓、支气管痉挛、头晕、恶心等。

注意事项：长期应用突然停药会出现"反跳现象"，即出现严重的心律失常、心绞痛、心肌梗死等。Ⅱ、Ⅲ度房室传导阻滞，病态窦房结综合征，严重心动过缓，严重的外周血管疾病患者禁止应用。

 α受体拮抗剂

α受体拮抗剂可以选择性地阻止α受体与神经递质结合而达到降压作用。常用药物有特拉唑嗪等。

不良反应：体位性低血压、绝经后女性尿频、泌尿系感染、尿失禁等。

注意事项：体位性低血压、妊娠期患者禁用。

💡 利尿剂

利尿剂通过排钠利尿降低血容量达到降压效果，常用于降压的利尿剂有噻嗪类利尿剂、保钾利尿剂等。

06 常用的利尿剂有哪些，其不良反应及注意事项是什么

常用的利尿剂有以下3类：噻嗪类利尿剂、袢利尿剂、保钾利尿剂等。

💡 噻嗪类利尿剂

噻嗪类利尿剂作用于远曲小管近端，抑制 Na^+-Cl^- 同向转运，起到利尿作用，如氢氯噻嗪。

不良反应：引起低钠血症、低钾血症、低氯血症、低镁血症、痛风、高血糖等。

注意事项：肌酐清除率 < 40ml/min 时，噻嗪类利尿剂效果差，不宜应用；痛风患者服用易加重病情。

💡 袢利尿剂

袢利尿剂作用于肾脏髓袢升支粗段，抑制 Na^+-K^+-Cl^- 同向转运，达到利尿作用，如呋塞米、托拉塞米、布美他尼等。

不良反应：导致低钾血症、低钠血症、低氯血症、低

镁血症、痛风、耳鸣、听力下降等。

注意事项：应用时应监测电解质水平；与西替利嗪、氯雷他定等抗组胺药物和氨基糖苷类抗生素合用容易出现听力下降、耳聋耳鸣等不良反应。

保钾利尿剂

保钾利尿剂通过抑制醛固酮和直接抑制钠钾交换，起到保钾利尿作用，如螺内酯。

不良反应：导致高钾血症、男子乳房发育、女性多毛症、月经失调等。

注意事项：使用此类药物时，尤其与 ACEI 和 ARB 类药物联用时应注意监测血钾水平。

07 常用的降脂药有哪些，其不良反应及注意事项是什么

他汀类降脂药

他汀类降脂药通过抑制内源性胆固醇合成限速酶还原酶，使胆固醇合成减少，达到降低胆固醇的作用。常用的药物有辛伐他汀、普伐他汀、瑞舒伐他汀、阿托伐他汀、匹伐他汀等。

不良反应：易引起肝功能异常、横纹肌溶解，增加新发糖尿病的风险。

注意事项：部分患者服用后出现肝功能异常、横纹肌

溶解等，多数患者服用一段时间后转氨酶和肌酶可恢复正常，因此在用药之初应监测转氨酶、肌酸激酶等。

胆固醇吸收抑制剂

胆固醇吸收抑制剂通过抑制肠道吸收胆固醇达到降胆固醇目的，常用的药物有依折麦布。

不良反应：常见有头痛、恶心、肌痛、转氨酶升高等。

注意事项：禁止用于妊娠期和哺乳期。

贝特类降脂药

贝特类降脂药通过促进肝脏摄取脂肪酸、抑制肝脏合成甘油三酯达到降低甘油三酯的目的。常用的药物有非诺贝特、吉非贝齐等。

不良反应：引起肝功能损伤、肌痛、横纹肌溶解、肌炎等。

注意事项：定期监测转氨酶，严重肝、肾功能不全者慎用。

烟酸衍生物

烟酸衍生物通过抑制肝脏合成甘油三酯、促进脂肪分解等达到降血脂目的。常用的药物有阿昔莫司。

不良反应：消化不良、肝功能损伤、肌痛、头痛、荨麻疹等。

注意事项：消化道溃疡、肾损伤（肌酐清除率<30ml/min）者禁用。

 前蛋白转化酶枯草溶菌素 9 抑制剂

前蛋白转化酶枯草溶菌素 9（PCSK9）抑制剂通过抑制 PCSK9，促进低密度脂蛋白清除，达到降低胆固醇的目的。常用的药物有阿利西尤单抗、依洛尤单抗。

不良反应：咽痛、流涕、喷嚏，或注射部位疼痛、红斑、发痒等。

注意事项：定期进行胆固醇水平的检查以及对潜在的不良反应进行评估。遵循医嘱，按时进行药物注射，不可随意更改用药方案。

08 常用的免疫抑制剂有哪些，其不良反应及注意事项是什么

糖皮质激素

糖皮质激素具有抗炎和免疫抑制作用。根据其半衰期的长短可以分为 3 类：短效如可的松、氢化可的松；中效如泼尼松、泼尼松龙、甲泼尼松龙；长效如地塞米松、倍他米松。

不良反应。①向心性肥胖：面部、胸背部脂肪增多，四肢脂肪减少，表现为"满月脸""水牛背"。②感染：长期大量应用糖皮质激素，感染风险增加。③血糖升高：可

引起类固醇性糖尿病。④消化系统症状：诱发或加重胃溃疡和十二指肠溃疡，严重时导致上消化道出血。少数患者可诱发胰腺炎和脂肪肝。⑤血压升高：引起血压升高或使原有高血压患者血压进一步升高。⑥骨质疏松：常累及肋骨和脊椎骨，可出现椎骨压缩性骨折。⑦无菌性股骨头坏死：出现间断性髋关节疼痛，活动后加重，髋关节活动障碍等症状。⑧肌肉反应：可引起肌病，表现为四肢近端肌肉进行性乏力、萎缩，不伴有肌肉疼痛，下肢比上肢严重，甚至不能站立。⑨精神神经症状：可引起神经过敏、激动、失眠、情感改变、抑郁症、癫痫等。⑩皮肤黏膜改变：可出现多毛症、痤疮、皮肤变薄、脱发、鳞癌、日光性紫癜、牙龈肥厚、皮肤黏膜破溃不易愈合等。⑪眼部症状：可引起白内障和青光眼。⑫过敏：可引起荨麻疹、气管痉挛，甚至休克。

注意事项：①注意服药时间，晨起 7~8 点之间顿服，每日同一时间服用。②监测血糖、血压、血脂。③监测凝血功能。④监测大便潜血。⑤肝功能不好时选用泼尼松龙，但患慢性肝病时，因其清除减慢，应减少药物剂量。

💡 环磷酰胺

环磷酰胺通过多种途径抑制 DNA 合成和细胞增殖，诱导细胞凋亡，减少炎症反应，达到免疫抑制作用。用于狼疮性肾炎、系膜增生性肾小球肾炎、微小病变性肾病、膜性肾病、过敏性紫癜性肾炎、急进性肾小球肾炎、IgA

肾病等。

不良反应：轻者可见恶心呕吐、脱发，重者可见白细胞减少、出血性膀胱炎、膀胱癌等。

注意事项：①定期监测白细胞。②口服应用剂量较大时，需要饮水 3000ml 左右，静脉应用需输液水化，同时可用美司钠预防出血性膀胱炎，出现肉眼血尿或非肾小球源性血尿时应及时进行膀胱检查。③妊娠患者禁止使用。

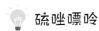 硫唑嘌呤

硫唑嘌呤通过抑制 DNA、RNA 及蛋白质合成，抑制淋巴细胞增殖，达到免疫抑制作用。常用于狼疮性肾炎、IgA 肾病。

不良反应：白细胞减少、恶心呕吐等。

注意事项：①定期监测血常规。②不与别嘌醇联用。

吗替麦考酚酯

吗替麦考酚酯通过抑制 T 淋巴细胞、B 淋巴细胞的 DNA 合成，减少其增殖和分化，起到免疫抑制作用。用于系膜增生性肾小球肾炎、微小病变性肾病、狼疮性肾炎、紫癜性肾炎等。

不良反应：常见恶心、呕吐、便秘、腹痛、白细胞减少、贫血、血小板减少、泌尿系感染等。

注意事项：服药第 1 个月每周监测血常规，第 2、3

个月每 2 周监测一次血常规，以后 1 年每月监测一次血常规。

💡 来氟米特

来氟米特通过抑制淋巴细胞合成和生长，达到免疫抑制作用。常用于狼疮性肾炎、肾病综合征等疾病。

不良反应：常见转氨酶升高、恶心、腹痛、腹泻、脱发、皮疹等。

注意事项：①定期监测肝功能。②妊娠期禁用。

💡 环孢素

环孢素通过抑制 T 淋巴细胞增殖和 B 淋巴细胞活性，阻止免疫细胞向炎症部位聚集，起到免疫抑制作用。可用于狼疮性肾炎、局灶性节段性肾小球硬化、膜性肾病等。

不良反应：肾损伤、肝损伤、头痛、失眠、高血压、牙龈增生、痤疮等。

注意事项：①监测血压。②监测肝功能、肾功能。

💡 他克莫司

他克莫司通过抑制白细胞介素-2 释放，抑制 T 淋巴细胞，达到免疫抑制作用。常用于狼疮性肾炎、微小病变性肾病、膜性肾病等。

不良反应：常见肾损伤、肝损伤、头痛、失眠、血糖升高等。

注意事项：①监测肝肾功能。②监测血糖。

💡 贝利尤单抗

贝利尤单抗通过抑制 B 淋巴细胞刺激因子，减少 B 淋巴细胞异常活化数量，起到免疫抑制作用。与常规治疗联合应用治疗活动性狼疮性肾炎。

不良反应：常见感染、白细胞减少、抑郁、头痛、失眠等。

注意事项：①在用药期间禁止注射活疫苗。②治疗之前明确有无感染，使用期间监测血常规。③妊娠期避免应用。

💡 利妥昔单抗

利妥昔单抗通过阻断 B 淋巴细胞表面的 CD20 抗原，抑制 B 淋巴细胞过度活化，抑制免疫反应。用于膜性肾病、微小病变性肾病等。

不良反应：感染、中性粒细胞减少、白细胞减少、皮肤瘙痒、皮疹、恶心、头痛、乙肝病毒再激活等。

注意事项：①用药期间禁止注射活疫苗。②治疗之前明确有无感染，使用期间监测血常规。③使用前明确是否存在乙肝病毒感染，使用时密切监测乙肝病毒载量。④妊娠期避免应用。⑤本药也是肿瘤靶向药物，用药之前须进行基因检测。

💡 雷公藤多苷

雷公藤多苷用于治疗肾病综合征、紫癜性肾炎等。

不良反应：白细胞减少、血小板减少、贫血、肝肾功能损伤、恶心呕吐、心律失常、头痛、失眠、皮疹等。

注意事项：①监测血常规。②监测肝肾功能。③临床还有雷公藤片，为中药，非提成药物，须在医生指导下应用。

肾脏疾病的治疗

（一）原发性肾小球疾病的治疗

01 急性肾小球肾炎的一般治疗有哪些

休息

急性肾小球肾炎患者至少要保证 2 周以上的卧床休息，直到肉眼血尿消失，水肿消退，血压恢复正常，才可以下床轻微活动并逐渐增加活动量，但 3 个月以内要避免重体力活动。

水分摄入

饮水量＝ 24 小时尿量 +500~1000ml。

盐的摄入

予以低盐饮食，血压升高明显、水肿严重者应当无盐饮食。

蛋白摄入

蛋白质摄入＜ 1g/（kg·d），如果是伴有肾功能不全的患者，则应该给予优质低蛋白饮食。

02 急性肾小球肾炎的药物治疗有哪些

对症治疗的目的是消除水肿，恢复血压，改善心功能。

消除水肿

控制水、盐摄入后，如果水肿仍然明显，应加利尿剂治疗，常用氢氯噻嗪、吲达帕胺等，若效果不理想，可采用呋塞米、托拉塞米等治疗。

恢复血压

一般通过控制钠盐摄入、利尿等治疗后，血压就可以得到控制。起病后 7~10 天血压逐渐恢复正常。如果限盐、利尿后，血压仍不能得到控制，应配合降压药治疗，如硝苯地平、氨氯地平等。

改善心功能

严格限水、限盐、控制血压，静脉予以呋塞米利尿，仍有明显喘憋、呼吸困难等心力衰竭症状的患者可予以硝普钠或酚妥拉明治疗。若心衰仍不能控制，应尽快进行透析治疗。

03 急性肾小球肾炎可以治愈吗

急性肾小球肾炎属于自限性疾病，经过适当休息、控制蛋白摄入、利尿、降压等治疗后，大多数患者可以痊愈。但如果治疗不及时或不彻底，也会有少数患者转变成慢性肾小球肾炎或发展为慢性肾功能不全。

04 急性肾小球肾炎合并上呼吸道感染时如何治疗

（1）咽拭子细菌培养阳性时，应抗感染治疗。一般链球菌感染时常应用青霉素治疗。

（2）已经没有明确感染时，不需要用抗生素预防感染。

（3）对于急性感染 2 个月以上，或反复发生的慢性感染如扁桃体炎等，可以考虑在急性肾小球肾炎治愈后、扁桃体无急性炎症时切除扁桃体。

05 什么样的急性肾小球肾炎需要透析治疗

若急性肾小球肾炎出现少尿或无尿症状，血钾 > 6.5mmol/L，或不能控制的急性心力衰竭，应用药物治疗无效或病情持续进展时，可进行透析治疗。

06 急进性肾小球肾炎如何进行免疫抑制治疗

激素冲击治疗

激素冲击治疗即短时间用大剂量糖皮质激素控制病情恶化，具体用量要根据患者体重和肾活检病理计算。尽早进行激素冲击治疗是有效治疗急进性肾小球肾炎的关键。给予糖皮质激素每日或隔日 1 次，3 次为 1 个疗程，根据病情治疗 1~3 个疗程。

维持性免疫抑制治疗

激素冲击治疗后开始口服激素以维持治疗，4~6 周后逐渐减量，同时口服或静脉联合环磷酰胺治疗。

07 急进性肾小球肾炎的血浆置换治疗如何

血浆置换可用于抗 GBM 抗体阳性、抗 GBM 病和合并肺出血的患者。每天或者隔天用血浆置换液，将患者的血浆置换出 2~4L，直到患者血清中的抗体转阴或致命的肺出血停止为止，一般需要连续治疗 5~14 次。血浆置换最好在血肌酐< 600μmol/L 前开始，如果临床上出现少尿或无尿，且血肌酐> 600μmol/L 及肾活检提示广泛弥漫的病理改变，则血浆置换效果差，可停止治疗。

08 急进性肾小球肾炎的预后如何

急进性肾小球肾炎的预后取决于发病时血肌酐水平和是否出现少尿或无尿，血肌酐水平越高，少尿或无尿出现越早，预后越差。通常Ⅱ型（免疫复合物型）和Ⅲ型（寡免疫沉积型）治疗效果较好，而Ⅰ型（抗 GBM 抗体型）治疗效果最差。

09 慢性肾小球肾炎的一般治疗有哪些

（1）无水肿和高血压，血尿和蛋白尿不严重，且无肾功能不全的时候，可以从事轻微体力劳动，平日要预防感染，尽量避免服用有肾损伤的药物。

（2）若出现明显的高血压或者水肿，或短期内有肾功能减退，则应当卧床休息，予低盐饮食，蛋白尿较多但肾功能尚可的患者，可以适当补充优质蛋白，如牛奶、鸡蛋、鱼肉、瘦肉等，若合并肾功能减退，则应以优质低蛋白饮食为主，蛋白质摄入 0.6~1g/（kg·d），低蛋白饮食2 周后可使用必需氨基酸。

10 慢性肾小球肾炎的药物治疗有哪些

降压治疗

慢性肾小球肾炎经常伴有高血压，没有经过系统治疗的患者还会出现重度高血压，血压控制不好可引起肾功能恶化。在肾功能允许的情况下，首选 ACEI 或 ARB 类降压药。若一种降压药很难控制时，应联合利尿剂、β 受体阻滞剂或钙离子拮抗剂等控制血压。24 小时蛋白尿 < 1g时，将血压控制在 130/80mmHg 以下，24 小时蛋白尿 >1g 时，血压控制在 125/75mmHg 以下。

💡 免疫抑制治疗

对于慢性肾炎普通型和高血压型一般不需要免疫抑制治疗，而对肾病型或急性发作型需要加用激素，若有激素依赖或不敏感，且肾功能正常的患者可用环孢素治疗，肾功能较差时则改用吗替麦考酚酯治疗。

💡 降尿酸治疗

慢性肾小球肾炎伴有血尿酸升高，可服用小剂量别嘌醇降低血尿酸，服用碳酸氢钠或枸橼酸氢钾钠碱化尿液，一般不用苯溴马隆等增加尿酸排泄的药物。

⑪ IgA 肾病的一般治疗有哪些

💡 控制感染

感染是诱发 IgA 肾病急性发作的重要因素，因此应积极治疗感染，包括咽炎、扁桃体炎、皮肤感染、龋齿等。

💡 控制血压

当 24 小时蛋白尿＜ 1g 时，将血压控制在 130/80mmHg 以下，24 小时蛋白尿＞ 1g 时，血压控制在 125/75mmHg 以下。给予低盐饮食，必要时口服 ARB 或 ACEI 类降压药控制血压，应用一种降压药物血压不达标时，可联合应用其他种类降压药。

 控制尿蛋白

给予优质低蛋白饮食，可联合应用 ARB 或 ACEI 类药物，尽量将 24 小时尿蛋白控制在 1g 以下，如果可以，将 24 小时蛋白尿控制在 0.3~0.5g 以下。

12 IgA 肾病中 ACEI/ARB 的应用原则是什么

（1）对于存在高血压或 24 小时尿蛋白 > 0.5g 的 IgA 肾病患者都应该用 ACEI/ARB 类药物治疗，24 小时尿蛋白 > 1g 时，应长期应用 ACEI/ARB 类药物。

（2）在血压耐受的范围内，药物剂量可增加到常规剂量的 2 倍。

（3）ACEI 和 ARB 类降压药物可联合使用，能够提高降低尿蛋白的疗效，但应用时需要密切监测血肌酐水平。

13 IgA 肾病如何进行免疫抑制治疗

在一般治疗及 ACEI 或 ARB 类药物治疗 3~6 个月后，24 小时蛋白尿 > 1g，且肾小球滤过率 > 50ml/min/1.73m²，可予以糖皮质激素治疗 6 个月。进展的 IgA 肾病（即血肌酐为 133~250μmol/L 或血肌酐每年升高超过 15%），并且肾穿刺显示肾小球硬化不超过 50%，以活动性病变为主的患者，可以在糖皮质激素治疗的基础上联合应用环磷酰胺或硫唑嘌呤。

14 隐匿性肾小球肾炎需要治疗吗

（1）隐匿性肾小球肾炎患者血尿、蛋白尿较轻，病情比较稳定者，无须特殊治疗，但仍要在日常生活中避免感染和劳累，尽量不要应用损伤肾脏的药物。

（2）若 24 小时尿蛋白＞1g 时，可以应用 ACEI/ARB 类药物降低尿蛋白；伴有大量尿蛋白时（24 小时尿蛋白＞3g）可考虑应用糖皮质激素、雷公藤多苷等药物治疗。

15 隐匿性肾小球肾炎的预后如何

隐匿性肾小球肾炎可长期迁延不愈或间歇发作，少数患者可以自愈，大部分患者的肾功能长期处于稳定状态，若经治疗后仍伴有持续大量蛋白尿，则可能会出现肾功能损害。

（二）肾病综合征的治疗

肾病综合征的一般治疗是什么

💡 休息

肾病综合征以卧床休息为主，但要在床上或床旁适量活动，避免血栓形成。如果病情好转，可逐渐增加活动量，若活动后尿蛋白增加，则应该减少活动量。

💡 限盐

给予低盐饮食，有利于减轻水肿，水肿严重者予以无盐饮食。

💡 限制蛋白摄入

对于肾病综合征早期患者，推荐每日优质蛋白的摄入量为 1~1.5g/kg；肾病综合征中、晚期患者，推荐每日蛋白摄入量为 0.8~1g/kg；严重的低蛋白血症且肾功能正常的患者，优质蛋白每日摄入量为 1.5~2g/kg，低蛋白血症改善后，仍要限制蛋白的摄入。

低脂饮食

多吃富含不饱和脂肪酸的食物，少吃富含饱和脂肪酸的食物，每日摄入胆固醇＜ 300mg。

⑰ 肾病综合征的对症治疗有哪些

水肿的治疗

限制盐摄入的同时，轻、中度水肿患者可应用噻嗪类利尿剂或（和）保钾利尿剂，重度水肿患者可用袢利尿剂。对于利尿剂无效的全身高度水肿患者，则应该考虑血液滤过治疗。

蛋白尿的治疗

给予优质低蛋白饮食，同时可应用 ACEI 和 ARB 类药物减少蛋白尿，或联合中医辨证治疗，中成药可用黄葵胶囊、肾炎康复片等。

低蛋白血症的治疗

若出现严重的低蛋白血症，可以静脉输入白蛋白。但是白蛋白在输入体内后会在 1~2 日内全部从肾脏排出，输的越多，漏的越多，反而加重肾脏负担，因此，只能短时间应用，不能将白蛋白作为营养品频繁输注。

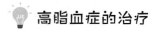 **高脂血症的治疗**

若低脂饮食仍不能改善高脂血症，可联合降脂药物进行治疗。

18 针对肾病综合征的病因治疗有哪些

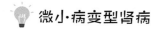 **微小·病变型肾病**

应用大剂量糖皮质激素治疗 4~16 周，完全缓解（即 24 小时尿蛋白 < 0.3g，血肌酐、血清白蛋白正常）后，逐渐减量，减量期为 6 个月。对于糖皮质激素禁忌、频繁复发或激素抵抗者，可选择环磷酰胺、环孢素、他克莫司、吗替麦考酚酯 + 小剂量激素、利妥昔单抗方案替代单独激素治疗。

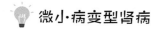 **膜性肾病**

根据膜性肾病的风险分级选择治疗方案，风险分级为 4 个等级。①低风险人群，即肾小球滤过率 > 60ml/min/1.73m^2、24 小时蛋白尿 < 3.5g、血清白蛋白 > 30g/L 或 ACEI、ARB 治疗 6 个月后 24 小时尿蛋白下降 50%。②中风险人群，即肾小球滤过率 > 60ml/min/1.73m^2、24 小时蛋白尿 > 3.5g、ACEI 和 ARB 治疗 6 个月后 24 小时尿蛋白下降 ≤ 50% 且不符合高风险标准。③高风险人群，即肾小球滤过率 < 60ml/min、24 小时蛋白尿 > 8g 持续 6 个

月，或肾小球滤过率＞ 60ml/min/1.73m^2、24 小时尿蛋白＞ 3.5g、ACEI 和 ARB 治疗 6 个月后 24 小时尿蛋白下降＜ 50%，且符合以下标准任意一条：血清白蛋白＜ 25g/L，抗 PLA2R 抗体＞ 50RU/ml，尿 α_1- 微球蛋白＞ 40μg/min，尿 IgG ＞ 1μg/min，尿 β_2- 微球蛋白＞ 250mg/d，尿 IgG/ 尿白蛋白比值＞ 0.20。④危及生命的肾病综合征或肾功能急剧下降。

低风险患者只需要一般治疗及对症治疗，不需要激素或免疫抑制剂治疗，必须定期监测患者病情变化；中风险患者使用利妥昔单抗或他克莫司、环孢素等，根据病情决定是否联合激素治疗；高风险患者使用利妥昔单抗或环磷酰胺与糖皮质激素交替治疗，或他克莫司、环孢素等与利妥昔单抗治疗；极高风险患者使用环磷酰胺与糖皮质激素治疗。

💡 局灶节段性肾小球硬化

应用大剂量糖皮质激素 4~16 周，完全缓解后逐渐减量，减量过程为 3~6 个月。对于糖皮质激素禁忌、频繁复发或激素抵抗者，可选择环孢素治疗 4~6 个月。

💡 系膜增生性肾小球肾炎

可口服环磷酰胺或吗替麦考酚酯联合小剂量激素治疗，疗程一般不超过 6 个月。

⑲ 怎样防治出现血栓／栓塞

（1）肾病综合征患者容易出现高凝状态，尤其是血浆白蛋白＜ 20g/L 时，容易出现深静脉血栓、肺栓塞、脑梗死，所以需要预防或抗凝治疗。

（2）一般血浆白蛋白＜ 20g/L 时应开始抗凝药物治疗，血浆白蛋白＞ 25g/L 就可以停用。可以应用低分子肝素，也可口服华法林，抗凝同时可应用阿司匹林、氯吡格雷、吲哚布芬等辅助抗血小板治疗。

（3）预防性抗凝治疗前需要对患者出现血栓风险以及抗凝后出血风险进行评估，决定是否应用预防性抗凝治疗；而应用抗凝药物时须密切监测凝血功能，口服华法林时将凝血功能国际标准化比值（INR）控制在 1.8~2。

（4）已经合并血栓并发症的患者，需要抗凝治疗，可用低分子肝素，也可用华法林，口服华法林将 INR 控制在 2~3。合并急性动脉梗死，且在溶栓时间窗内，经评估可以应用链激酶或尿激酶溶栓治疗。

（三）泌尿系感染的治疗

20 泌尿系感染的基本治疗原则是什么

泌尿系感染的基本治疗原则：①多饮水，不憋尿。②积极纠正梗阻、结石等引起泌尿系感染的诱因。③尿细菌培养结果出来之前，依经验选用抗生素治疗。④尿检白细胞转阴以后抗生素使用时间需要根据感染风险不同、急慢性不同而具体确定。⑤普通抗生素治疗无效时，可能为L型细菌、厌氧菌、支原体、衣原体、结核分枝杆菌、疱疹病毒等感染，须选用针对性药物治疗。

21 泌尿系感染患者为什么需要多饮水

多饮水、勤排尿是治疗泌尿系感染的重要措施，要求每天至少要喝 2000~3000ml 水。多排尿能够冲刷尿路中的细菌、病毒等微生物，使其尽快从尿路中排出。最好采用短时间内大量饮水的方法，让肾脏在短时间内产生大量尿液，既能够有效冲洗尿道，还能够减少患者因频繁排尿带来的尿路刺激症状。

22 急性膀胱炎的治疗有哪些

单纯急性膀胱炎患者一般采取短疗程应用抗生素的方法治疗，如氧氟沙星、左氧氟沙星、环丙沙星等连续应用3天。频繁发作的急性膀胱炎应先经验性应用抗生素，如左氧氟沙星、环丙沙星等，并同时做尿培养加药敏试验，待药敏结果出来之后选择敏感抗生素。一般反复发作的急性膀胱炎用药时间为10~14天。为了防止抗生素耐药或病情反复，要足剂量、足疗程应用抗生素。

23 判断急性膀胱炎治愈的标准是什么

急性膀胱炎治疗结束后症状消失，需要在停药后7天再次进行清洁中段尿培养。如果尿培养为阴性，尿白细胞阴性，就是治愈；阳性说明感染没有得到很好控制，应根据药敏结果选择敏感抗生素治疗2周；如果尿培养为阴性，但尿中有白细胞，则需要考虑是厌氧菌、结核分枝杆菌、支原体、衣原体等引起的感染，并进行相应治疗。

24 妊娠期急性膀胱炎如何治疗

妊娠期急性膀胱炎的治疗与无症状细菌尿治疗大致相同，但可以适当延长服药时间，且选择对胎儿相对安全的抗生素。一般根据药敏结果可选用头孢泊肟、阿莫西林克拉维酸钾等，连续应用 7 天。

25 急性肾盂肾炎的治疗有哪些

初发的急性肾盂肾炎患者留取尿标本后立即开始治疗，经验性应用环丙沙星、诺氟沙星、左氧氟沙星等，口服 7~14 天，72 小时有效则无须换药，否则按药敏结果选择抗生素。大部分患者可治愈，如果尿细菌、仍为阳性，则需要按药敏结果选择抗生素继续治疗 4~6 周。如出现反复寒战、高热、皮疹、呼吸加快等严重感染，需要根据药敏结果静脉输入抗生素，如头孢曲松、阿米卡星、氧氟沙星、环丙沙星，真菌感染可应用氟康唑、酮康唑治疗。在体温正常、症状好转、尿培养转为阴性时可改为口服，疗程一般为 14 天。

26 判断急性肾盂肾炎治愈的标准是什么

急性肾盂肾炎治疗结束后，如果症状消失，尿培养和尿白细胞阴性，应当在停药后第 2 周和第 6 周复查尿培养，如果两次尿培养均为阴性，就认为是治愈。此后 1 年内最好每个月复查 1 次尿培养。

27 如何治疗妊娠期急性肾盂肾炎

妊娠期出现急性肾盂肾炎，无论症状轻重，必须住院给予静脉抗生素治疗，症状改善或体温恢复正常 48 小时后可改为口服药。在尿培养结果出来之前，常采取经验性治疗，选择对胎儿影响较小的抗生素，如头孢曲松、氨曲南等，然后根据尿培养结果调整抗生素，一般总的疗程为10~14 天。

28 慢性肾盂肾炎急性发作时如何治疗

慢性肾盂肾炎急性发作时，应按照急性肾盂肾炎的治疗方法进行治疗，通常采取 2~3 种抗生素联合治疗，且疗程应延长，总疗程一般不少于 4~6 周。

29 反复发作的慢性肾盂肾炎如何治疗

慢性肾盂肾炎反复发作是指再发时感染的为同一种致病菌，其治疗有：①去除结石、梗阻、尿路畸形等病因。②急性期按照急性肾盂肾炎治疗，在急性期过后选择 2~4 组不同种类的抗生素轮替治疗，疗程为 2~4 个月。③没有效果或者仍然反复发作，可采取长程低剂量抑菌治疗，即每晚睡前排尿后服用小剂量抗生素，7~10 天更换 1 次药，连用半年。

如果不是同一种致病菌感染，则不属于复发，应按照首次急性发作治疗。

30 无症状细菌尿需要治疗吗

①非妊娠患者、糖尿病患者、绝经前女性、老年人、留置导尿管患者的无症状细菌尿不需要治疗。②经尿道或其他导致尿道黏膜出血的泌尿外科手术或检查的无症状细菌尿，需要抗感染治疗。

31 妊娠期无症状细菌尿如何治疗

妊娠期是无症状细菌尿的高发期，且容易逆行感染，发展为急性肾盂肾炎。治疗前进行尿培养，根据药敏结果选择不通过胎盘屏障或对胎儿影响较小的抗生素治疗，如头孢泊肟、阿莫西林克拉维酸钾等，应用 3~7 天。停药后 1 个星期应再到医院进行尿培养检查，之后每个月需要复查一次，直到妊娠结束。如果妊娠期间反复出现无症状细菌尿，可以采取每晚睡前服用头孢氨苄预防治疗。

（四）泌尿系结石的治疗

32 泌尿系结石的一般治疗有哪些

多饮水

泌尿系结石患者需要每日饮水 2000~3000ml。①多饮水稀释尿液，降低尿液中形成结石的物质浓度，减少结石形成。②多饮水、多排尿，促进小结石排出。③如果饮水量较多而排尿量少，要及时做超声，除外较大结石阻塞输尿管或尿道。

注意饮食

泌尿系结石患者的饮食应注意以下几点。①避免食用菠菜、韭菜、油菜、空心菜、蒜苗、绿豆芽等含草酸高的食物。②血尿酸升高的患者避免食用含嘌呤高的食物，如动物内脏、海鲜、啤酒、咖啡等。③除非尿钙升高，否则不需要低钙饮食，限制钙的摄入反而会增加草酸结石的发生。④过多摄入钠盐和动物蛋白会增加钙的排泄，故应限制钠盐和动物蛋白的摄入。

33 怎样缓解结石导致的疼痛

当结石通过输尿管狭窄处时，可以引起下腹部、腰部等疼痛，轻度疼痛可暂时不用处理，如果疼痛较为剧烈，可以选择间苯三酚、山莨菪碱肌内注射缓解疼痛。

34 排石疗法的适应证及方法是什么

适应证

①结石直径＜0.6cm。②结石表面光滑。③结石以下尿路无梗阻。④结石未引起尿路完全梗阻。

方法

①每日饮水 2000~3000ml。②适度运动。③口服坦索罗辛等使输尿管平滑肌松弛、促进排石的药物。④枸橼酸氢钾钠或碳酸氢钠可以碱化尿液，还能溶解尿酸结石，可在医生指导下使用。

35 何时需要应用激光碎石疗法

如果结石的大小为 0.6~2cm，容易卡顿在输尿管狭窄处，难以自行排出，此时可以通过激光碎石的方法，将结石由大化小，再结合大量饮水及运动排出结石。

36 有结石的患者如何补钙

①正常成年人每日需要摄入 800mg 钙，避免过度补充。②补钙的同时多饮水，饮水量在 2000~3000ml。③补钙尽量避免晚上进行，因晚上饮水少，钙盐沉积，容易形成结石。

37 增加尿钙排泄的药物有哪些

①钙剂：葡萄糖酸钙、碳酸钙、乳酸钙。②维生素：维生素 D、维生素 A。③抗结核药：对氨基水杨酸钠。④激素类：雄激素、糖皮质激素、甲状旁腺激素。

38 减少尿钙排泄的药物有哪些

①噻嗪类利尿剂：氢氯噻嗪。②磷酸纤维素钠。③枸橼酸盐：枸橼酸氢钾钠、枸橼酸钾、枸橼酸钠、枸橼酸钾钠、枸橼酸钾镁等。④无机磷酸盐：磷酸钠、磷酸钾等。⑤碳酸氢钠。⑥激素类：雌激素。

（五）继发性肾病的治疗

39 高血压肾病如何治疗

改善生活方式

低盐饮食，戒烟限酒，控制体重指数，使 BMI < 25kg/m²，每日锻炼 30~45 分钟，每周锻炼大于 5 天。

药物治疗

ACEI/ARB 类药物不但降压，还能减少尿蛋白，是高血压肾病的首选降压药物。如果单一降压药物仍不能控制血压，可以联合利尿剂、β 受体阻滞剂、钙通道阻滞剂等降压，使血压达到理想水平。

40 恶性高血压肾病如何治疗

恶性高血压指高血压患者在某些诱因下，血压突然升高（舒张压 > 130mmHg），伴有眼底视网膜出血或视乳头水肿，累及多个脏器，大多数患者有不同程度的肾衰竭。治疗常用药物为硝普钠、乌拉地尔、尼卡地平、拉贝洛尔等静脉滴注，平稳降压，即 1 小时内平均动脉血压迅速下降，但降压幅度以不超过 25% 为宜，之后在 2~6 小时内将血压降至 160/100~110mmHg，病情稳定后，在 24~48 小时内使血压逐渐恢复至正常水平，后改为口服两种降压药物联合治疗。常应用 RAAS 阻滞剂和 β 受体阻滞剂联合降压，恶性高血压常发生压力性利尿，容易造成血容量不足，所以一般不用利尿剂。

41 糖尿病肾病如何进行饮食治疗

（1）要适当提高碳水化合物供给热量的比例，一般占总热量的 60%~70%，以 65% 效果最佳。

（2）肾功能正常的患者蛋白质摄入量为每天 0.8g/kg，肾小球滤过率下降至 60ml/min/1.73m^2 以下，则蛋白质摄入量要控制在每天 0.6~0.8g/kg。

（3）严格控制脂肪的摄入量，一般以每公斤标准体重给予 0.6g 脂肪，占每日总热量的 20%~25% 或者更低。

42 糖尿病肾病如何应用降糖药物

（1）肾功能正常的糖尿病肾病患者，一般不需要限制应用降糖药物。

（2）当肾小球滤过率 ＞ 45ml/min/1.73m^2 时，可以应用二甲双胍、阿卡波糖、吡格列酮、利格列汀、格列喹酮、达格列净。

（3）肾小球滤过率 ＞ 25ml/min/1.73m^2 时，可以选择阿卡波糖、吡格列酮、利格列汀、格列喹酮、达格列净等。

（4）肾小球滤过率＜ 25ml/min/1.73m^2 时，选择吡格列酮、利格列汀、胰岛素治疗。

43 糖尿病肾病如何进行降压治疗

（1）根据 24 小时蛋白量有不同的降压标准：24 小时尿蛋白 ≤ 1g，血压控制在 130/80mmHg；24 小时尿蛋白＞ 1g，或伴有肾功能损害，血压控制在 125/75mmHg。

（2）降压药选择：ACEI 或 ARB 类药物作为糖尿病肾病降压的首选药物，必要时联合 β 受体阻滞剂、钙通道阻滞剂、利尿剂等将血压控制达标。

44 糖尿病肾病什么时候开始进行透析治疗

①血清肌酐＞ 530.4μmol/L 或肌酐清除率＜ 15ml/min。②伴有不易控制的心力衰竭、胃肠道反应时。③血钾＞ 6.5mmol/L。④顽固水肿和高血压，经药物治疗无效。具备以上一条者，应该进行透析治疗。

45 高尿酸血症肾损害的治疗有哪些

①低嘌呤饮食。②控制液体摄入量：尿酸性肾结石患者每日需饮水 2000~3000ml，急性尿酸性肾病患者每日需静脉补液 4000~5000ml。③碱化尿液：应用碳酸氢钠、枸橼酸氢钾钠碱化尿液，使尿 pH 值至 6.2~6.9。④药物治

疗：使用别嘌醇抑制尿酸合成。⑤透析：急性尿酸性肾病出现肾衰竭时采用透析治疗。

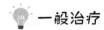 狼疮性肾炎的治疗有哪些

一般治疗

①应用 ACEI 或 ARB 类降压药物控制血压和蛋白尿。②在不存在禁忌证的情况下，建议常规应用羟氯喹治疗，其安全性较高，在使用过程中定期检查视网膜，一旦发生视网膜病变，立刻停用。

免疫抑制治疗

应根据肾脏病理类型以及病变活动性制定个性化治疗方案。①Ⅰ型和Ⅱ型狼疮性肾炎是否应用免疫抑制剂取决于是否伴有肾外表现和尿蛋白定量。肾外表现明显的患者应规律治疗系统性红斑狼疮；只要存在尿蛋白，即应用泼尼松治疗，根据病变活动度调整用量及疗程；当 24 小时尿蛋白 > 3g、应用 ACEI/ARB 及泼尼松均不能控制尿蛋白的患者，可加用环孢素或他克莫司。②Ⅲ型、Ⅳ型狼疮性肾炎分为诱导缓解治疗和维持治疗两个阶段，目的是经过初始强化诱导治疗快速控制肾脏炎症，随后进入较长时间的维持治疗。诱导阶段可应用激素联合环磷酰胺治疗 6 个月，维持治疗可在最后一次使用环磷酰胺后选用吗替麦考酚酯或硫唑嘌呤，同时联合小剂量激素，维持治疗疗程

不少于 3 年。③V 型狼疮性肾炎不伴有大量蛋白尿时，可不给予激素或免疫抑制剂治疗，或根据肾外器官损害情况决定是否使用；当 24 小时尿蛋白 > 3g 时，可选用激素联合吗替麦考酚酯、环磷酰胺、他克莫司或环孢素等。④VI 型狼疮性肾炎具有明显肾衰竭的患者，予以透析或肾移植治疗。伴有系统性红斑狼疮活动性病变，给予泼尼松联合吗替麦考酚酯、硫唑嘌呤或环磷酰胺治疗。⑤对于反复肾脏病复发或有慢性肾脏病进展风险的患者，可选用贝利尤单抗联合糖皮质激素和吗替麦考酚酯或环磷酰胺三联方案治疗。⑥对于狼疮性肾炎经常规治疗效果不佳或疾病持续活动，可选用利妥昔单抗。

47 紫癜性肾炎的治疗有哪些

一般治疗

在疾病活动期，应充分休息，低盐、低蛋白饮食，避免各种感染，做过敏试验，明确过敏源，避免再次接触。

药物治疗

①孤立性血尿型或病理 I 级，仅对过敏性紫癜原发病进行治疗。②孤立性微量蛋白尿型或合并镜下血尿或病理 II a 级，持续 24 小时蛋白尿 > 0.5~1g 的患者，予以 ACEI 或 ARB 治疗，可联合应用雷公藤多苷，但儿童患者禁止应用。③非肾病水平蛋白尿或病理 II b、III a 级，

持续 24 小时蛋白尿＞1g，已应用 ACEI 或 ARB 治疗，肾小球滤过率＞50ml/min/1.73m^2 的患者，给予糖皮质激素治疗 6 个月。④肾病水平蛋白尿、肾病综合征、急性肾炎综合征或病理Ⅲb、Ⅳ级，可应用激素联合环磷酰胺、环孢素、吗替麦考酚酯、硫唑嘌呤等治疗，若症状严重或病理改变广泛，可先以甲泼尼龙冲击治疗。⑤急性肾炎型或病理Ⅴ级、Ⅵ级，此类型患者症状重，病情进展快，先以甲泼尼龙冲击治疗，后改口服泼尼松＋环磷酰胺（或其他免疫抑制剂）＋肝素＋双嘧达莫治疗。

48 紫癜性肾炎会发展为肾衰竭吗

大部分过敏性紫癜性肾炎患者预后很好，儿童患者预后比成人患者好。以急性肾炎综合征（即血尿、蛋白尿、水肿、高血压）起病，或持续表现为肾病综合征的患者预后较差，容易进展为肾衰竭。

（六）慢性肾衰竭的治疗

49 慢性肾衰竭的一般治疗有哪些

低盐低脂优质低蛋白高热量饮食

（1）低盐：肾衰竭患者要注意低盐饮食；严重水肿患

者则应实施无盐饮食或低钠饮食。

（2）低脂：降低饱和脂肪酸和胆固醇的摄入量，饱和脂肪酸不超过10%，胆固醇不超过300mg。植物油类含不饱和脂肪酸多，因此应以植物类油脂为主。

（3）优质低蛋白：慢性肾脏病1~2期患者，蛋白质摄入推荐量为0.8~1g/（kg·d）。对于3~5期没有进行透析治疗的患者，蛋白质摄入推荐量为0.6~0.8g/（kg·d）。

（4）高热量：热量约需30kcal/（kg·d），可多食热量高蛋白质低的食物及植物蛋白来补充，如藕粉、芋头等，可以加糖或者蜂蜜拌食。糖尿病肾病患者要监测血糖，调整食物的含糖量，在进食土豆等含钾高的食物时要监测血钾。

保持大便通畅

保持大便通畅，每日2~3次，以便后无不适症状为度，排出肠中含氮毒素，以免重吸收到人体。

戒烟酒

（1）吸烟：①烟草中的尼古丁有收缩血管作用，可能会导致肾小球滤过率降低。②长期或大量吸烟，尼古丁等有害物质可能会损伤肾脏。

（2）饮酒：长期或大量饮酒会增加蛋白质分解，影响机体氮平衡，导致血液中尿氮素的含量增加，必然会使肾脏负担加重。

总之，烟酒的肾毒性作用对于老年人、高血压患者、糖尿病患者和肾脏疾病患者尤为明显，因此一定要戒掉烟酒。

50 慢性肾衰竭如何进行降压治疗

慢性肾衰竭的血压控制标准

（1）合并糖尿病的患者，血压应控制至<140/90mmHg。

（2）老年患者：年龄在 65~79 岁，血压控制目标为<140/90mmHg；年龄 ≥ 80 岁，血压控制目标为< 150/90mmHg，如能耐受，可将血压控制至< 140/90mmHg。

（3）血液透析患者，< 60 岁的患者血压控制至< 140/90mmHg，≥ 60 岁的患者血压控制至< 160/90mmHg。

（4）腹膜透析患者，控制血压至< 140/90mmHg。

（5）肾移植患者，无论有无白蛋白尿，血压均应控制至< 130/80mmHg。

怎样根据血肌酐或肌酐清除率选用降压药物

（1）慢性肾脏病 3、4 期（肌酐清除率在 15~60ml/min 之间）的患者，使用 ACEI 或 ARB 时，建议初始剂量减半，严密监测血钾、血肌酐和肾小球滤过率，并及时调整药物剂量和剂型。

（2）对于血肌酐> 265μmol/L 时，慎用 ACE 或 ARB 类药物，推荐应用钙通道阻滞剂。

（3）容量负荷较重、肌酐清除率小于 30ml/min 的患者，需要应用袢利尿剂，如呋塞米。

51 高钾血症的治疗有哪些

怎样避免出现高钾血症

应该低钾饮食，避免大量食用深色蔬菜，尤其是红苋菜、绿苋菜、空心菜、香菇、番茄、花椰菜、紫菜、海带等含钾较高的蔬菜。同时避免大量食用橘、柑、猕猴桃、香蕉、橙子、玉米、南瓜等含钾较高的食物。禁止食用含钾较高调料。此外，含钾高的食物可以通过冷冻、加水浸泡或弃去汤汁等方法减少钾的含量。

高钾血症如何处理

（1）应用降血钾树脂，如聚磺苯乙烯钠散。

（2）口服环硅酸锆钠散，环硅酸锆钠散在胃肠道内结合钾离子并通过粪便排出，可以降低血钾水平。

（3）当血钾达 7mmol/L 时，可立即静脉注射 10% 葡萄糖酸钙或碳酸氢钠等，也可将胰岛素加入葡萄糖注射液中静脉滴注。与此同时，应采用无钾透析液，及时进行血液透析治疗。

52 代谢性酸中毒的治疗有哪些

代谢性酸中毒主要给予碳酸氢钠治疗，剂量根据病情而定。纠正酸中毒应缓慢，以免低血钙者出现手足抽搐。轻度酸中毒者，直接口服碳酸氢钠片即可，严重时，则须静脉滴注碳酸氢钠注射液，根据二氧化碳结合力进行调整。如 HCO_3^- 低于 15mmol/L，可根据情况选用 5% 碳酸氢钠静脉点滴，对于严重酸中毒患者，应立即开始透析治疗。

53 如何纠正肾性贫血

如何通过饮食纠正肾性贫血

（1）多吃含铁丰富的食物：血红素铁容易被人体吸收，含血红素铁较多的食物有猪肝、猪心、动物血和红肉，建议每天摄入 50~100g。

（2）多吃富含维生素 C 的食物：维生素 C 有参与造血、促进铁吸收和利用的功能，补充铁剂时若同时摄入富含维生素 C 的蔬菜、水果，可使铁吸收率增加 2~3 倍。

富含维生素 C 的蔬菜有青椒、菜花、各种绿叶蔬菜等。富含维生素 C 的水果有鲜枣、猕猴桃、山楂、草莓、柑橘类水果等。但要注意的是，合并高钾血症的患者应少吃或不吃此类水果。

应用促红细胞生成素的注意事项有哪些

当红细胞压积（Hct）< 30% 或血红蛋白 < 100g/L 时，可以使用促红细胞生成素（促红素）以促进红细胞的生成。治疗 2 周后，血红蛋白（Hb）浓度常无升高；1 个月后，如果 Hb 每月上升 > 25g/L，或 Hct 达 32%~35% 时，则减少原剂量的 1/4~1/3，当 Hct > 35% 时，则可用维持量，如每周 2000IU，然后根据情况调整，不能随意停药。如果 1 个月后仍无明显升高，则要积极寻找可能原因，比如铁缺乏、隐性失血、促红素低反应等。

能不能为尽快纠正贫血多注射促红细胞生成素

促红细胞生成素除有帮助红细胞生成、纠正贫血的作用外，亦有可能引起高血压、动静脉瘘管堵塞和透析器凝血发生率增加等不良反应，因此，注射剂量不能过大，注射亦不宜过于频繁。

为什么使用了促红细胞生成素后血红蛋白还是很低

（1）促红细胞生成素剂量不够：有些患者 1 周注射 1 次甚至几周注射 1 次，这样的剂量远远达不到要求，身体仍然缺少促红素。

（2）铁剂补充不足：在进行促红素治疗时，患者会迅速大量造血，需要大量的铁剂，因此在进行促红素治疗的同时，应该补充足够的铁剂等造血原料。

（3）其他：透析不充分，毒素清除不够；身体有炎症或感染；甲状旁腺功能亢进；铝中毒；身体某些部位如消化道有潜在的出血等。因此要积极解决这些问题，以达到良好的治疗效果。

缺铁的指标有哪些

①非透析或腹膜透析患者血清铁蛋白目标值 < 100ng/ml，转铁蛋白饱和度目标值 < 20%。②血液透析患者血清铁蛋白目标值 < 200ng/ml，转铁蛋白饱和度目标值 < 20%。以上表示铁缺乏，在排除感染的情况下，就需要开始补铁治疗。

口服补铁的注意事项有哪些

开始服用铁剂，需要 1~3 个月后评价铁状态，如果铁状态、血红蛋白没有达到目标值（每周促红素 100~150IU/kg 治疗条件下），或口服铁剂不能耐受者，建议改用静脉补铁。常用的口服铁剂有琥珀酸亚铁缓释片、多糖铁复合物胶囊等。

静脉补铁需要注意的事项有哪些

第一次静脉输入铁剂要观察 15 分钟，如果没有不良反应，则继续将剩余铁剂输完。另外，为了避免输入铁剂导致局部红肿、疼痛等不适，可以在输铁剂前先应用生理盐水冲洗输液管路，再输入铁剂。

静脉补铁的 1 个疗程剂量常为 1000mg，1 个疗程完成后，若仍有血清铁蛋白 ≤ 500ng/ml 和转铁蛋白饱和度 ≤ 30%，可以再重复治疗 1 个疗程。常见的静脉铁剂有右旋糖酐铁、蔗糖铁注射液等。

应用铁剂的禁忌证有哪些

有全身活动性感染、非缺铁性贫血、铁过量或铁利用障碍、对铁剂过敏者禁用。

补铁达标的标准是什么

补铁后应每月监测血清铁蛋白和转铁蛋白饱和度，血清铁蛋白目标值＞ 200ng/ml，转铁蛋白饱和度目标值＞ 20% 为达标。

54 如何纠正钙磷代谢失衡

低钙血症的治疗有哪些

（1）对于低钙血症有症状者，可静脉补钙，应用 10% 葡萄糖酸钙或 10% 氯化钙。

（2）对于慢性低钙血症患者，碳酸钙和维生素 D 是较好的口服补钙剂，应根据血钙水平调整碳酸钙用量。碳酸钙如果单纯用于补钙，则无须规定随餐服用。

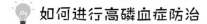

如何进行高磷血症防治

高磷血症的防治措施有：①限制饮食中磷的摄入，每天磷的摄入量建议为 800~1000mg。②透析者规律性透析，每周 3 次。③遵医嘱合理使用磷结合剂治疗。

常用的磷结合剂有哪些

慢性肾衰竭患者常常需要应用磷结合剂以降低血磷水平，常用的磷结合剂有以下几种。

（1）传统的磷结合剂（含铝、钙磷结合剂）

①含铝磷结合剂：氢氧化铝和碳酸铝，因有体内潴留，损伤中枢神经系统、骨骼等缺点，仅用于短期治疗和其他治疗方法无效时。注意随餐嚼服，结合食物中的磷，减少磷的吸收。

②含钙磷结合剂：碳酸钙、醋酸钙等，因醋酸钙引发高钙血症的发生率明显低于碳酸钙，故醋酸钙是更有效的磷结合剂。降磷时，碳酸钙与醋酸钙注意随餐嚼服。

（2）司维拉姆：降磷效果与含钙磷结合剂相近，且不易被肠道吸收，降低应用含钙或铝磷结合剂带来的不良反应。司维拉姆降磷时需要整片吞服。

（3）碳酸镧：口服吸收的镧 80% 通过胆汁排泄，13% 经肠壁直接排泄进入肠道，约 2% 通过肾脏途径排出体外，特别适合有肾功能障碍的透析患者的高磷血症治疗，不良反应少。碳酸镧需随餐嚼服。

55 如何纠正继发性甲状旁腺功能亢进症

怎样预防继发性甲状旁腺功能亢进症

（1）控制血磷，维持正常血钙水平：高磷血症是防治继发性甲状旁腺功能亢进症（简称继发性甲旁亢，SHPT）的首要环节。应注意低磷饮食，同时应用磷结合剂，其中包括含钙磷结合剂，如碳酸钙、醋酸钙，和不含钙磷结合剂，如碳酸镧。

（2）应用活性维生素D：首先，活性维生素D可以直接作用于甲状旁腺，降低甲状旁腺基因的转录，减少甲状旁腺细胞的增殖，抑制甲状旁腺激素的合成与分泌。其次，活性维生素D可以促进小肠对钙的吸收，提高血钙水平，从而反馈性抑制甲状旁腺激素的分泌。所以，当透析患者全段甲状旁腺激素（iPTH）＞300pg/ml，应使用活性维生素D治疗。治疗中应监测钙、磷水平，使其保持在合理范围。

（3）拟钙剂：拟钙剂能有效降低SHPT患者血浆iPTH水平而不提高血清钙或磷的浓度，比如西那卡塞。

继发性甲状旁腺功能亢进症的手术指征有哪些

继发性甲旁亢患者甲状旁腺切除手术指征如下：①甲状旁腺激素持续＞800pg/ml。②药物治疗无效的持续性高钙和（或）高磷血症。③颈部高频彩色超声显示至少一个甲状旁腺增大，直径＞1cm，并且有丰富的血流。④以往对活性维生素 D 药物治疗没有效果。

56 肾性骨病的治疗有哪些

纠正低钙高磷血症

通过充分透析、饮食控制、药物干预尽量控制钙、磷在正常范围内。

纠正继发性甲状旁腺功能亢进症

要定期监测血钙、血磷及甲状旁腺激素水平，随时调整用量（具体参考继发性甲状旁腺功能亢进症的治疗）。

57 如何预防和治疗不安腿综合征

（1）生活方面：局部热敷、睡眠泡热水澡、肢体按摩都是简单易行的方法。另外，减少饮用咖啡或含咖啡因的饮料，戒烟，少饮酒。

（2）纠正贫血，改善营养不良状态，补充必需氨基酸、维生素及微量元素等。

（3）心理干预：帮助患者克服焦虑不安和烦躁等情绪。

（4）药物治疗：如果上述方法不能缓解症状，仍然每周发作 2~3 次，指南推荐使用药物治疗。一线推荐罗替戈汀、罗匹尼罗、普拉克索、加巴喷丁酯、加巴喷丁和普瑞巴林。

（5）透析疗法：充分透析，使用高通量透析器，联合血滤、血液灌流，使中、大分子毒素得到有效清除，减少神经毒性物质在体内的潴留。

（6）中药治疗：根据中医辨证，不安腿综合征主要分气血虚弱、肝肾亏虚、瘀血阻络等多种证型，可分别给予益气养血、滋补肝肾、活血化瘀通络等法治疗。

（7）针灸治疗：针灸疗法具有平衡阴阳、疏通经络、通畅气血、止痛等作用，治疗不安腿综合征有一定疗效。

58 肾衰竭合并感染时如何选用抗生素

肾衰竭合并感染选用抗菌药物时要注意以下几点。

（1）使用非经肾脏排泄的药物，避免药物蓄积造成的不良反应。

（2）根据药物半衰期，延长给药间隔，或减少单次给药量等。

（3）尽量避免使用肾毒性抗菌药物，确有应用指征时，严密监测肾功能。有条件者可监测血药浓度，同时注意透析对药物的影响。

59 什么情况下需要做紧急血液透析

（1）出现药物难以纠正的急性肺水肿、心衰。

（2）高钾血症，血清钾 ≥ 6.5mmol/L。

（3）出现少尿或无尿 2 天以上，肌酐 ≥ 442μmol/L，尿素氮 ≥ 21.4mmol/L，肌酐清除率 < 10ml/min。

（4）出现严重酸中毒，二氧化碳结合力低于 13mmol/L，pH < 7.25。

（5）尿毒症症状严重，如有脑病、癫痫发作、心包炎等。

如果出现以上情况就要立即行血液透析治疗了。

60 如何进行血液透析治疗

什么是血液透析

血液透析（血透）就是将血液引出体外，通过透析器，把血液中多余的水分、毒素、电解质滤出，同时补充机体缺乏的物质，然后再将净化的血液返回体内，替代病变的肾脏所不能完成的水和溶质的清除功能而达到治疗目的。

慢性肾衰竭患者何时开始行血液透析治疗

当慢性肾衰竭出现以下表现时，就应该开始接受透析治疗：①血尿素氮 ≥ 28.6mmol/L 和（或）血肌酐 ≥ 707.2mmol/L。②高钾血症（血钾 > 6.5mmol/L），经药物治疗无法纠正。③严重代谢性酸中毒，血 pH < 7.2。④出现严重的尿毒症症状，如重度浮肿，血压升高，胸闷，气促，不能平卧，心悸，咳白色或粉红色泡沫痰。⑤糖尿病患者肌酐清除率 < 15ml/min。

💡 血液透析的适应证有哪些

①急性肾衰竭。②急性药物或毒物中毒。③慢性肾衰竭。④肾移植前的肾衰竭或移植后排斥反应使移植肾无功能。⑤其他疾病，如肝功能衰竭等。

💡 哪些患者不能行血液透析治疗

以下患者应慎重考虑血液透析：①休克或收缩压低于 10.7kPa 者。②严重出血者。③严重心律失常或心衰不能耐受体外循环者。④未控制的严重糖尿病患者。⑤脑血管意外患者。⑥恶性肿瘤晚期患者。⑦精神病或不合作者。

💡 行血液透析治疗有哪些注意事项

（1）规律透析：血液透析患者的肾脏已经很少或者几乎没有排出毒素的功能，必须通过透析使体内的毒素降到一个合理的水平，因此一定要规律透析，保证透析的充分性。

（2）定期检测，评估透析质量：尽可能每 1~3 个月复查一次肾功能、电解质、血常规、铁代谢、甲状旁腺激素等基本检查。其他的检查如胸片、内瘘、心脏彩超、心电图等，如果干体重拿捏不准，或身体有不舒服的情况，可以酌情检查，可以更直观地帮助分析问题所在。

（3）控制饮水量：过多饮水将使患者在透析期间体重

增长很多，会加重心脏负担，使血压难以得到有效控制，并且会加大超滤量，而过度超滤很容易出现抽搐、低血压甚至休克。透析间期每天的体重增加不要超过1kg。尽量控制饮水量，不要吃稀饭、面条等含水量过多的食物。

（4）保护动静脉内瘘：保持皮肤清洁。沐浴或游泳最好在下次透析前一日进行，或者在穿刺处贴防水胶布。如出现内瘘穿刺点或沿内瘘走行血管有红、肿、热、痛或分泌物，以及震颤减弱、消失等，应及时就诊。

💡 血液透析有哪几种方式

根据透析清除毒素的主要机制不同，可以将血液透析分为普通血液透析、血液滤过、血液透析滤过和单纯超滤。根据透析膜对大、中、小分子物质清除能力的不同，又分为高效透析和高通量透析等新的透析模式。按时间可分为间断性血液透析和连续性肾脏替代治疗。

💡 血液透析患者脖子上顶着的"天线"是什么

有的患者脖子上插着管做透析，有患者自称为"天线"，这个"天线"是需要马上透析而又来不及做动静脉内瘘时，不得不留置的中心静脉透析导管。

对于长期慢性肾衰竭患者来说，没有提前建立血管通路，出现了严重的心衰、高血钾等问题时，需要马上透析，也需要临时留置中心静脉透析导管。

中心静脉透析导管的优点是放置后即刻可进行血液透

析，缺点是容易发生感染或者在管腔内出现血栓等，不能长期应用。

使用中心静脉透析导管应注意哪些问题

紧急透析时需要置入临时中心静脉透析导管，导管一般放置在颈内静脉或股静脉，置管后可立即开始透析。颈内静脉导管最为常用，置入导管后需要注意以下几点。

（1）颈部可以正常活动，不影响日常生活，但活动要适度，穿脱衣服时要小心，以免将导管脱出。

（2）注意保持置管处敷料清洁干燥，如有潮湿或污染应及时更换敷料，目的是防止感染，尽量延长导管使用时间。

（3）内瘘成熟后即可拔除导管。

为什么做动静脉内瘘

动静脉内瘘是通过手术将一根动脉和一根静脉吻合在一起，形成人为的血流短路，即动脉血不再流向毛细血管，直接经静脉返回心脏，即为内瘘。内瘘既有动脉一样的高血流量，又具有静脉表浅易穿刺的特点。手术后在动脉血的冲击下，静脉壁逐渐增厚，利于穿刺及保证透析需要的充足血流量。

什么时候做动静脉内瘘

若选择血液透析，建议做内瘘的时间选择在透析前的

3 个月。因为内瘘一般在术后 6~8 周，也就是 1.5~2 个月后才能开始使用。这就意味着，内瘘手术之后到能够正常使用至少需要一个半月的时间。提前做动静脉内瘘避免了紧急血液透析时留置中心静脉透析导管的痛苦及麻烦。

做动静脉内瘘手术前应注意什么

做动静脉内瘘手术前须注意以下几点：①不要在造瘘侧手臂测血压或进行静脉输液。②注意监测血压，避免血压过低。③如果患者水负荷过多，应加强透析脱水，避免术中或术后发生心力衰竭。

做动静脉内瘘手术后的注意事项有哪些

（1）造瘘侧肢体避免绷带束缚或穿过紧衣物，避免受压，不能测血压，不能进行静脉输液或抽血，不能持重物，以免造成血液淤滞，发生栓塞。

（2）保持伤口敷料清洁干燥，防止发生感染。

（3）动静脉吻合后可在局部触及震颤，这很重要，需要学会触摸有无血管震颤或听诊有无血管杂音，并经常触摸内瘘，如震颤消失，应及时来医院就诊。

（4）手术 10 天后可以开始进行血管充盈锻炼，方法是在上臂扎止血带，反复做握拳动作，每次止血带压迫时间不超过 1 分钟，练习次数由少渐多，以不累为度。锻炼的目的是促进血管增粗、管壁增厚，就是所谓的使内瘘成熟。

（5）手术伤口在 10~14 天拆线，内瘘最好在手术 6~8 周以后再使用，至少需要 4 周，这个时期叫作内瘘成熟期。内瘘成熟程度受多种因素影响，何时使用因人而异。

如何延长动静脉内瘘的使用时间

动静脉内瘘是血液透析患者的"生命线"，要保护好，尽量延长使用时间非常重要。患者平时的护理需要注意以下几点。

（1）注意保持皮肤清洁，这是预防内瘘感染的第一步。沐浴或游泳最好在下次透析前 1 日进行，或者在穿刺处贴防水胶布。如出现内瘘穿刺点或沿内瘘走行血管有红、肿、热、痛或有分泌物等，则可疑被感染，应及时就诊。

（2）透析结束当天不做血管充盈锻炼，不要用该侧上肢提重物，防止用力后穿刺点再度出血。一旦发生出血，不要紧张，继续压迫至血止。

（3）服用降压药需监测血压，血压不可过低。经常观察内瘘的搏动和血管震颤情况，发现异常及时与血透中心医生联系。

（4）非透析日进行适当的血管充盈锻炼，坚持适当按摩血管处，经常使用多磺酸粘多糖乳膏外敷，配合热敷效果更佳，能够达到增加血管充盈度、改善皮肤及血管壁弹性、软化瘢痕及促进皮下渗血吸收的目的。

💡 引起动静脉内瘘感染的原因及防治方法有哪些

动静脉内瘘感染主要是由于：①瘘管附近皮肤等感染。②长期透析患者伴有的免疫功能缺陷所致。

防治方法：对于感染部位应禁止穿刺，手臂制动。在病原微生物监测的基础上使用抗生素，并根据药敏结果调整抗生素。初次自体内瘘感染治疗时间至少为 6 周。

💡 自己发现动静脉内瘘不通了怎么办

内瘘堵塞后可出现局部疼痛，触摸瘘管时无搏动，血管震颤消失，听诊血管杂音消失。此时，应立即与医生联系。短时间内有可能通过及时处理恢复内瘘通畅，如时间过长，只有通过手术重新建立血管通路。

💡 怎样预防动静脉内瘘堵塞

（1）透析后通常压迫穿刺点 15~20 分钟即可止血，压力不宜过大，时间不宜过久，特别要注意及时放松止血绷带，避免血流不畅发生凝血。

（2）透析脱水不宜过多，血压不宜过低，透析后内瘘侧手臂不宜上举，避免血管内充盈不佳、血液缓慢发生凝血。

（3）患者自身的高凝状态也是内瘘堵塞的原因，此时，可根据医嘱适当使用抗凝药物。

💡 怎样防治动静脉内瘘上面出现"鼓包"

动静脉内瘘开放后，静脉表现为管腔扩张和管壁增厚，局限性管腔扩张主要有两个成因，一个是局域穿刺，另一个主要成因与静脉狭窄有关。

预防：定期查体，及早发现狭窄，早期处理，避免结构性重构发生。

治疗：①避免局域穿刺。②治疗狭窄，如行球囊扩张。③切除血管瘤，重新吻合血管，重建内瘘。

💡 怎样防治动静脉内瘘侧肢体水肿

动静脉内瘘侧肢体水肿的发生，有因全身水肿所致者，也有单纯的内瘘侧肢体肿胀，因此要了解本病的发生原因，对症治疗。

（1）全身性水肿：伴对侧肢体或身体低垂部位水肿，是全身水容量过多的征象，这种情况应加强透析，解除水负荷。

（2）单纯内瘘侧肢体肿胀：这样的情况不管是出现在内瘘建立初期还是在内瘘使用一段时间以后，都要积极排除回流静脉的狭窄或闭塞，物理检查可以找到绝大部分内瘘回流静脉狭窄或闭塞。解除静脉狭窄是最基本的治疗。

💡 动静脉内瘘侧手指麻木发冷是怎么回事

行动静脉内瘘手术并伴有糖尿病或其他疾病引起的血

管结构异常或动脉粥样硬化的患者，易于发生血管通路相关性窃血综合征，导致在手术后数小时至数月出现肢体末端缺血。轻度缺血时患者感觉肢体发凉，测量相应部位皮肤温度下降，可随时间推移逐渐好转，一般对症治疗即可。如果上述治疗不见好转，患者感到手部疼痛及麻木，检查时发现手背水肿或发绀，部分出现手指末端坏死等病变加重表现，则应当进行外科处理。

血液透析时为什么要用肝素抗凝

血液透析是将患者的血液引出来，通过透析器将血液进行"清洗"，从而把血液内的毒素和过量的水分清除。整个过程血液一直在体外循环，容易出现血液凝固，从而阻塞血管通道及透析器，轻则使透析无法进行，重则由于血液凝固不能回血，从而造成血液丢失。同时，更换管路和透析器会增加患者的透析费用。为了透析能顺利进行，在没有抗凝禁忌证的情况下，都需要肝素抗凝。

肝素抗凝的不良反应有哪些

使用肝素抗凝，在透析过程中及透析后短时间内都有出血风险。常见不良反应如下：①血小板减少。②血脂异常。③皮肤瘙痒。④高钾血症。⑤自发性出血。⑥过敏反应。⑦其他，包括脱发和骨质疏松等。以上不良反应只发生于少部分患者，只要对患者的治疗和生活质量无太大影响，一般不必处理。一旦发生较严重的并发症，则应考虑改用其他抗凝方法。

 选择低分子肝素抗凝的条件是什么

与普通肝素相比，低分子肝素使用后出现血小板计数降低者少见，出血风险也相对较低，但费用高，患者经济负担相对要重，故对一些存在出血倾向的患者建议使用低分子肝素。但应用低分子肝素仍然有出血的可能。对于临床上合并出血性疾病或极高出血风险的患者，仍不建议选择低分子肝素作为抗凝药物。

 什么情况下不用肝素抗凝

当患者存在活动性出血、有高度出血风险的情况下，透析使用抗凝剂将会加重出血风险，只能完全不使用抗凝剂进行透析，即无肝素透析。无肝素透析的最大障碍就是容易发生体外凝血，难以保证透析顺利进行，所以患者和家属应理解可能发生的凝血。无肝素治疗可能出现凝血块脱落引起重要脏器如脑、心脏的栓塞。

 什么是干体重

干体重是指身体内既没有多余的水分又不缺水，感觉没有不适情况下的体重，是透析脱水后的目标体重，所以也称目标体重或理想体重。

干体重不是固定不变的，比如，近期食欲不好或合并感染，干体重可能会下降；感染得到控制，食欲好转，干体重可能会增加。对于透析患者来说，准确了解自己的干体重非常重要。干体重掌握合适，透析后患者会感觉比较舒适；若掌握不合适，则会带来很多不适症状。

脱水过多会有哪些不适

尿少或无尿的透析患者往往担心体内会存水，因此，总是要求脱水，很可能把干体重降得过低。如果透析后感到全身乏力、皮肤干燥、眼眶凹陷、头晕眼花、心率快、血压低，就说明脱水过多，患者会因此对透析产生恐惧。此时，应告诉医护人员，适当调整干体重。

脱水过少会有哪些不适

如果透析患者长期达不到干体重，体内水容量负荷过多，就会出现高血压、夜间胸闷憋气、不能平卧等症状，透析前1日尤为明显，这是左心功能衰竭的表现，严重者发生急性左心衰，危及生命，需要急诊透析。这种情况下，必须加强透析脱水，同时控制饮水量，降低体重。

如何测量体重

每天晨起，大、小便后，空腹，穿着相同的衣服，固定磅秤，测量体重。

血液透析患者如何饮水

①可以应用带有刻度的水杯，这样能比较清楚自己喝

了多少水。②养成小口饮水的习惯。③饮食清淡，少吃含盐量高的食物，高盐饮食会让透析者觉得更口渴。④尽量少喝汤水或者吃面条等含水量高的食物。

 每周的透析次数是怎样确定的

一般血液透析的方案为 1 周 3 次，每次 4 小时，以保证每周总治疗时间不低于 10~12 小时。但如果出现重度水肿、心衰等水负荷过重情况，则考虑增加透析次数。如果患者尿量正常，或者是饮食较差的一些老年人，可以适当减少透析次数。

 血液透析间期体重增长的范围是多少

血液透析间期体重增长不超过干体重的 3%~5%，或每日体重增长不超过 1kg。

透析间期体重增加过多会造成下一次透析前血容量负荷过重，甚至因急性肺水肿需急诊透析，会引起血压升高，从而增加发生心脑血管意外的概率，降低患者的生存率，还会因为透析中需要排出过多的水分而增加超滤，造成透析时低血压、肌肉痛性痉挛等表现。

 为什么要进行诱导透析

慢性肾衰竭患者从开始透析过渡到规律透析的阶段称为诱导透析期，一般为 1~2 周，此期间的透析时间和透析频率因人而异，一般每周透析 3~4 次，每次 1~4 小时，循序渐进。诱导透析的目的是通过缩短透析时间，增加透析频率，使血液中的毒素缓慢下降，从而使机体内的环境有一个平衡适应的过程，以减少失衡综合征等不良反应的发生。

血液透析中出现抽筋的原因是什么

（1）血液透析时脱水过多、过快，就会出现血容量不足，血压下降，四肢血管收缩，肌肉缺血，发生肌肉强直，也就是"抽筋"。

（2）刚开始进行血液透析的患者在诱导透析阶段也容易发生肌肉痉挛，即"抽筋"，主要原因是血液中的肌酐、尿素氮等迅速被清除。

（3）患者体重低于干体重、尿毒症的神经损害、左旋肉毒碱不足、癫痫发作、血液电解质异常、颅内病变也可引起肌肉强直性收缩，即"抽筋"。

怎样预防血液透析中出现低血压

低血压是血液透析中最常见的急性并发症之一，常见原因及预防如下。

（1）一次透析中脱水过多或速度过快都会造成低血压，尤其是心功能差的老年患者更易发生。因此，少尿或无尿患者须严格控制透析期间体重增长。体内存水过多的患者可延长透析时间或增加透析次数，减慢脱水速度可有效防止低血压。

（2）透析脱水不多但易发生低血压，应考虑干体重制订偏低或近期体重增加，需要重新调整干体重。

（3）患者，尤其是心功能差的老年人在透析中进食，由于血压调节功能较弱，容易引进低血压，故应尽量避免透析中进食。

（4）部分患者透析当日须暂停服用降压药，以免发生低血压。

如何控制血液透析过程中的高血压

长期血液透析患者发生高血压最主要是由于体内水负荷过多，这部分患者只要控制好干体重，限制水和盐的摄入，加上适当药物干预，就可以控制好血压。除此之外，还有一部分由于其他因素引起的高血压，需要服用降压药控制血压。透析患者的血压以控制在 140/90mmHg 以下为宜。降压药要在医生的指导下服用，注意定时、定量，同时监测血压变化，不可随意加药或随意停药。

血液透析患者在家中如何测量血压

人体在一天之内的血压是动态变化的，可以选择晨起、中午餐前餐后、下午四点左右、睡前等时间段测量，以便更好地监控血压。可以使用臂式电子血压计，测量血压应注意：①休息 3~5 分钟后再测量。②固定体位（坐位或卧位），固定一侧手臂。③测量结果应有记录。④感觉不舒服时，如头晕头痛，一定要测量血压。⑤注意测量时一定不要在造瘘一侧手臂上测量。

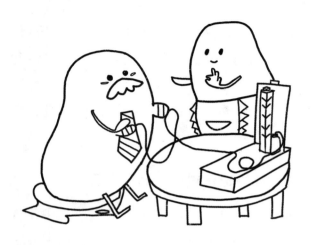

💡 血液透析患者出现贫血的原因是什么

（1）促红细胞生成素缺乏：慢性肾衰竭时，促红细胞生成素的产生明显减少，刺激骨髓产生红细胞的能力下降，从而导致贫血。

（2）造血原料不足：铁和叶酸是造血的主要原料，慢性肾衰竭时这些原料摄入不足，丢失过多，不能很好被利用，都是加重贫血的诱因。

（3）尿毒症毒素抑制骨髓造血，并使红细胞破坏增多。

（4）慢性失血：肾衰竭患者存在消化道溃疡慢性失血，从而出现贫血。

💡 血液透析患者出现贫血的治疗方法是什么

（1）目前治疗肾性贫血最有效的药物，主要有重组人红细胞生成素注射液（EPO）和低氧诱导因子脯氨酰羟化酶抑制剂（HIF-PHI），医生会根据患者的具体情况制定适合的用药方案。HIF-PHI目前在我国应用的是罗沙司他胶囊，可以促进食物中铁的吸收及利用，而且为口服剂型，依从性更高。一般情况下，血红蛋白至少应达到100~110g/L，从而减少并发症，提高生存率，改善生活质量。

（2）在使用EPO的同时要注意补充铁，因为铁是重要的造血原料之一，铁的缺乏是造成EPO疗效不佳的主要原因。常用铁剂有口服铁和静脉用铁，补铁需要在医生指导下进行，同时须监测相关指标。

（3）针对其他常见原因造成的贫血，给予对症治疗，如甲状旁腺功能亢进症（甲旁亢）引起的骨髓造血减少，积极纠正甲旁亢，毒素蓄积、微炎症状态导致的红细胞寿命缩短，给予加强血液透析，提高透析充分性等。

血液透析患者为什么会发生皮肤瘙痒

透析患者因为尿毒症毒素刺激而出现皮肤瘙痒，而且部分尿毒症毒素不能通过透析膜完全清除。另外，这个问题也与继发性甲状旁腺素功能亢进症、高磷血症有关。此外，还常见于过敏反应造成的皮肤瘙痒，比如透析时应用的药物、透析膜、消毒液等过敏。

中医认为，透析患者常营血不足，血虚风燥，肌肤失养，从而导致皮肤瘙痒。

什么是充分透析，怎样评估透析是否充分

充分透析是指通过透析清除了体内足够的毒素和水分，患者感觉比较舒适，能达到长期良好生存。一般从以下几个方面来评估透析的充分性。

（1）患者一般状况、营养状态良好，干体重增加，食欲好转，体力恢复，透析期间无明显不适，生活自理，可从事家务劳动或恢复工作能力。

（2）透析期间体重增加不超过干体重的 3%~5%，电解质及酸碱平衡没有明显改变。

（3）血压维持在正常水平（可通过降压药控制），无心衰表现。

（4）透析中不发生循环功能意外等严重并发症，没有出现透析相关远期并发症。

（5）在正常饮食情况下，血中尿素氮维持在可接受水平，透析后下降至透析前的 30%~40%。

血液透析患者为什么需要定期检查

透析患者的透析方案不是一成不变的，需要根据患者病情变化、营养状况、透析充分性、是否发生各种并发症，包括通路的问题以及高血压、骨病、心血管的并发症情况来调整透析方案，以进一步适应病情需要。而定期检查有助于医生更好地了解患者各个阶段的营养情况，评估透析充分性，及早发现并发症并予以干预治疗，提高透析

质量和患者生活质量。

 血液透析患者的常规监测项目有哪些

血液透析患者常规的监测项目有血常规、血生化、甲状旁腺激素、铁三项、凝血功能、乙肝病毒、丙肝病毒、梅毒螺旋体病毒、艾滋病病毒、透析充分性指标（尿素清除率、尿素下降率）、C-反应蛋白以及心脏彩超、胸片、心电图、B超等检查。

一般情况下3个月检查一次以上项目，而血常规需每月检查一次。依据病情变化，如调整促红细胞生成素、活性维生素D用量时，检查次数须更频繁。

 为何要监测透析前、透析后的肾功能

透析充分性的评估是指通过留取同一次透析前后肾功能标本，计算出尿素清除率（KT/V），KT/V结果至少为1.2才算达标。如果不达标，需要查找原因并及时调整。因此，监测透析前、透析后的肾功能至关重要。

 血液透析能不能治好尿毒症

血液透析是目前应用较广泛的肾脏替代治疗方法之一，也称为"人工肾"。对于尿毒症患者来说，只是临时替代肾脏发挥滤过功能，不能从根本上使尿毒症走向康复。因此，血液透析仅仅只是在延缓病情发展的脚步，并不能起到治愈的作用。

血液透析能够完全替代肾脏功能吗

不能。肾脏在人体内承担着非常重要的作用，除了每天将体内代谢产物排出体外，还起到调节代谢和内分泌的作用，如合成、分解和分泌激素，生成促红细胞生成素及活性维生素 D 等，且血液透析只能替代 20% 肾脏清除功能。所以，在血液透析治疗的同时，医师会根据患者情况给予其他药物辅助治疗，如服用降压药控制血压，注射促红细胞生成素改善贫血，服用钙剂和维生素 D_3 改善肾性骨营养不良等。

血液透析患者睡眠障碍怎么办

睡眠障碍是尿毒症患者的特征性表现，大约 50% 以上的透析患者都有睡眠障碍，只是轻重程度不同而已。建议如下。

（1）生活应尽量规律，白天做一些力所能及的工作和家务。

（2）应达到充分透析。

（3）避免喝咖啡、吸烟等因素刺激造成症状加重。

（4）不要过早依赖催眠药物，早期可用一些中药来调理。

（5）适当运动有助于睡眠。

血液透析过程中进食要注意什么

（1）不要平躺着进食水，因为容易发呛，同时尽量不要牵扯透析管子。

（2）吃东西时要细嚼慢咽，不可狼吞虎咽，以免呛到。

（3）透析中不要吃太多，过多进食可能导致低血压。

（4）吃东西不要藏着掖着，提前告知护士需要进食，才能给予必要的关注。

如何做一个合格的血液透析患者

血液透析患者是一个特殊的群体，血液透析治疗效果与康复程度很大程度上取决于患者自己，也就是说，做好自我管理非常重要。因此，按以下建议做，对患者的自我管理会有所帮助。

（1）首先要树立信心，相信虽然血液透析会给生活带来一些影响，但有亲人、朋友、医护人员共同努力，仍然可以像正常人一样生活。

（2）把血液透析治疗当作生活的一部分，以平常心接受之。尝试去做自己想做的事情，转移注意力，感受生命价值。

（3）要了解血液透析相关知识，规律透析，在透析治疗的基础上，配合饮食营养、药物治疗，才能更好地提高生活质量。

（4）经常与医护人员讨论有关透析治疗的问题，与病友交流治疗体会，接受关于透析患者的健康教育，积极参与到自己的治疗中去。

（5）当意志消沉、心情沮丧时，可将内心的感受表达出来，以减轻内心的情绪压力。

（6）参加联谊活动、聚会、郊游等，多参加活动可开阔心胸，多吸收一些信息，并扩展自己的生活圈。

💡 患者进行血液透析时适合的食品有哪些

（1）透析良好者——正常餐：透析良好者是指透析效果良好，透析过程中没有任何不适，情况稳定的患者。考虑到透析只能躺在床上，所以推荐一些易携带的食物，如饼干、面包、牛奶、水果以及一些透析专用的营养补充剂等，来补充能量和蛋白质。但需要特别注意的是，含钠、钾、磷高的食物避免食用！

（2）透析低血糖者——淀粉类食物：低血糖也是血液透析过程中最常见最严重的并发症之一，因而，有低血糖史的患者，在透析期间可以吃一些能升高血糖的食物，如馒头、面包、藕粉等淀粉类食物，必要时可以备些糖果。

（3）透析低血压者——谨慎进食：进食后大量血液会进入胃肠道帮助消化，迫使我们大脑血流量供应不足，出现轻微缺氧症状，因此有低血压史的患者，透析期间进食需谨慎，以免诱发、加重低血压症状。如果同时伴随血糖降低，可以直接给予葡萄糖注射液。

（4）恶心、呕吐者——食物避免干硬：少数患者在透析过程中还会出现恶心、呕吐等症状，因此鼓励以冻状或黏稠食物为主，防止食物干硬造成呛咳、误吸等情况。

💡 血液透析患者如何尽快康复

进入血液透析治疗后，应该为自己的生活康复制定一个目标，使自己尽快恢复健康的家庭和社会生活，能够继续工作、运动和旅游等。怎样有计划逐步使自己康复呢？①经常和医生护士进行有关透析治疗的讨论，和老患者交流，使自己充分认识到怎样才能更好地透析。②积极参与到自己的治疗中去。③积极治疗，科学、合理调整治疗方案，争取使自己感觉没有不舒服的症状。④能重新参与到患病前的活动中去，或者参加一些其他活动。⑤如果有可能，尽量参加工作。⑥经常问问自己能为别人做些什么事情，积极帮助他人，获得自我价值感，有利于身心康复。

💡 血液透析患者需要注意的问题有哪些

（1）定时接受血液透析治疗，一般不随意请假。适当运动，保证充足的休息和睡眠，保持身心愉快。

（2）养成良好的卫生习惯，预防各种感染。

（3）测量体重非常重要，与干体重比较，了解体重增长情况，有助于帮助自己合理安排饮食。

（4）按时测量血压并记录（家中可自备血压计），有情况及时向医师汇报，遵医嘱服用降压药。

（5）养成按时排便习惯，便秘时可服软便剂。

（6）自我观察有无内外出血情形，如大小便颜色，皮肤上有无出血点、淤斑等，有情况及时向医师和护士汇报。

61 如何进行腹膜透析治疗

什么是腹膜透析

腹膜透析（PD）是利用人体自身的腹膜作为半透膜，将腹膜透析液输入腹腔，通过弥散和对流作用，清除体内过多水分、代谢产物和毒素，达到血液净化、替代肾脏功能的治疗技术。

腹膜透析适合哪些患者

（1）老年人、婴幼儿和儿童。腹膜透析不需要建立血管通路，可避免反复血管穿刺给儿童带来的疼痛、恐惧心理。

（2）有心、脑血管疾病史或心血管状态不稳定者，可减少对血压的影响，避免心肌缺血的发生等。

（3）血管条件不佳或反复造动静脉造瘘失败者。

（4）凝血功能障碍伴明显出血或出血倾向，尤其有颅内出血、胃肠道出血、颅内血管瘤等的患者。

（5）还有较好的残余肾功能者。

（6）偏好居家治疗，或需要白天工作、上学者。

（7）交通不便的农村偏远地区患者。

家庭腹膜透析需要什么样的环境

家庭腹膜透析的环境要求准备如下。

（1）洁净干燥的环境：在换液时，注意不要扬衣服或被子等，不要正对风口（如空调口等），要暂时关上风扇和门窗，防止灰尘飞舞或进入室内，桌面也应该擦拭干净（先用毛巾擦干净，再用酒精擦）。

（2）其他：保证光线充足，周围不能有宠物（防止毛的飞扬），远离小孩，以防止触摸管口或牵拉管道等，换液时不要接电话。

腹膜透析的适应证有哪些

（1）急性肾衰竭：出现下列情况时，应予以腹膜透析。①有明显尿毒症症状，如恶心、呕吐、神经精神症状。②有明显的水、钠潴留表现或心力衰竭迹象。③血尿素氮 ≥ 28.6mmol/L，血肌酐 ≥ 530.4μmol/L。④有严重的电解质紊乱，如血钾 ≥ 6.5mmol/L。

（2）慢性肾衰竭：①尿毒症，当内生肌酐清除率 ≤ 10ml/min 或血肌酐 ≥ 707.2μmol/L，并伴有下列情况者。a. 有明显的尿毒症症状，如恶心、呕吐。b. 有明显的水、钠潴留，出现高度浮肿、高血容量性心力衰竭或高血压。c. 有严重的电解质紊乱，如血钾 ≥ 6.5mmol/L。d. 有严重的代谢性酸中毒，二氧化碳结合力 ≤ 6.74mmol/L。②肾移植前后。③特殊人群如糖尿病肾病患者、儿童患者、老年患者。

（3）急性药物和毒物中毒：与血液透析和血液灌流相比，腹膜透析治疗中毒作用较弱，在无上述两种设备时，可试用。

（4）其他：水电解质紊乱、酸碱平衡失调、急性胰腺炎、甲状腺功能亢进症、肝性昏迷等。

腹膜透析的禁忌证有哪些

（1）有慢性持续性或反复发作性腹腔感染，或腹腔内肿瘤广泛腹膜转移。

（2）有严重的皮肤病、腹壁广泛感染或腹部大面积烧伤的患者。

（3）有难以纠正的机械性问题，如外科难以修补的疝、脐突出、腹裂、膀胱外翻等。

（4）严重腹膜缺损者。

（5）精神障碍又无合适陪伴者的患者。

常见腹膜透析插管的并发症和处理方法是什么

（1）出血：偶尔在插管后最初的几次透析中出现，通过砂袋压迫、冰敷等可促进止血。

（2）疼痛：插管后感到会阴部、膀胱或直肠疼痛，是透析管尖端刺激有关脏器所致，这种疼痛比较轻微，两周后即会自动消失。

（3）漏液：漏液多发生在插管后1个月内。插管后1~2周再进行透析，可有效防止漏液发生。

（4）感染：透析管皮肤出口处感染，大多数是由于外部污染或反复牵拉导管外段引起轻微损伤所致。在抗感染的同时，应加强对导管的护理，每日用灭菌液洗出口周围皮肤并保持干燥。

 需摘除腹膜透析管的情况有哪些

（1）有皮下通道内化脓。

（2）有难以治愈的透析管出口处感染。

（3）透析液持续外漏。

（4）有不能纠正的透析管流通障碍。

（5）细菌性腹膜炎经有效抗生素治疗1周无效。

（6）有结核性或真菌性腹膜炎。

（7）可逆性尿毒症纠正后，或转为血液透析，或肾移植成功后。

 腹膜透析的常见并发症及原因有哪些

常见并发症及原因有：①患者操作技术失误造成的损伤。②消毒不严格造成的感染。③透析液成分调节不当造成的水、电解质、酸碱平衡失调。④引流困难、蛋白质丢失、肺部并发症等。其中腹膜炎是最主要的并发症。

 引起透析管流通障碍的原因有哪些

（1）透析管位置不当：透析管末端位置过浅，造成引流障碍。

（2）透析管阻塞：纤维蛋白凝块或血块堵塞透析管，可使用肝素或者尿激酶进行冲管。

（3）透析管移位：一般须重插透析管。

（4）腹膜粘连：需更换位置，重新插植透析管。

（5）功能性引流障碍：可能与肠道功能障碍有关。须腹部按摩，鼓励患者多行走，给予轻泻剂或生理盐水灌肠以刺激肠蠕动。

💡 腹膜透析过程中出现腹痛可能的原因是什么

（1）腹膜炎：腹膜炎是腹膜透析患者发生腹痛最常见的原因。

（2）消毒液流入腹腔：在伤口、出口处护理时，误使消毒液流入腹腔，刺激腹膜引起腹部疼痛。

（3）腹膜透析管路问题：患者偶尔会感到腹部不适，放慢灌注液速度，改变患者体位，症状可以逐渐缓解。

（4）透析液温度不合适：温度过高或过低都可以引起腹部不适，腹膜透析液的温度应该保持在37℃左右。

（5）透析液酸碱度不合适：腹膜透析液的pH值是5.2，大部分患者可以耐受这种酸性透析液，极少数患者灌入透析液时会感觉到腹痛。如有这种情况，可以提高腹膜透析液的pH值。

（6）使用高渗透析液：使用4.25%腹膜透析液，可能会刺激腹膜出现腹部隐痛的症状。

💡 腹膜透析过程中出现肺部感染的原因及预防方法是什么

（1）原因：腹膜透析会向腹腔内灌注大量液体，使得腹腔内压升高，膈肌上抬，肺底部不张，换气功能障碍，加之长期卧床，尤其是水负荷过多的情况下，老年患者容易发生坠积性肺炎。尿毒症患者由于机体抵抗力比正常人低，上呼吸道感染的发生率也高。以上均易导致肺部感染。

（2）预防方法：鼓励患者深吸气，坐位输液，减少入液量。

 腹膜透析并发腹膜炎的原因有哪些

（1）不注意卫生，操作时不佩戴口罩，不洗手，打电话，打喷嚏，咳嗽，造成细菌通过空气从腹膜透析管接口处进入。

（2）便秘：便秘的患者大便长期停留肠道，细菌繁殖，通过腹壁进入腹腔。

（3）肠炎：肠道感染时，细菌通过肠壁进入腹腔，导致腹膜炎的发生。

 腹膜炎的临床表现有哪些

腹膜透析患者并发腹膜炎后，主要的临床表现是持续性腹痛，可伴有恶心呕吐，腹痛可逐渐加剧。常有发热，体温在38℃以上，偶可见寒战，也可出现腹胀及胃肠功能障碍。透析液浑浊、有凝块絮状物是腹膜炎最早、最常见的征象。

💡 如何治疗腹膜炎

（1）初始治疗：在透出液病原体培养结果出来之前应选用广谱抗生素，一般宜首选万古霉素和氨基糖苷类或头孢菌素类，可以腹腔内给药和静脉给药，其中腹腔内给药效果好且方便。

（2）抗生素调整：根据药敏结果选择有效抗生素，疗程一般10天即可。真菌性腹膜炎治疗效果欠佳，故一旦确诊，最好将导管拔除，继用抗真菌药物，如氟康唑静脉输液治疗。

💡 腹膜透析并发腹膜炎时如何护理

（1）严格执行无菌操作。

（2）保持引流袋的位置低于腹腔，以防引流液倒流。

（3）透析液在腹腔内留置期间，要夹闭透析管道。

（4）保持腹膜透析管出口处皮肤清洁干燥，用无菌纱布覆盖，每日更换敷料，并消毒皮肤和透析管连接处。

（5）蛋白丢失增多，应嘱患者饮食中增加优质蛋白或静脉补充白蛋白。

💡 家庭腹膜透析前有哪些准备工作

（1）家庭准备：①独立房间，应用紫外线灯，距桌面高1m，早、晚各消毒1次，每次30分钟（灯亮5~7分钟后计时），每10m²应用一次紫外线灯，门窗紧闭，开灯后人立即离开，否则对人的眼及皮肤有刺激。②换液台，用酒精每日清洁。③磅秤，用来称量透出液重量。④体重计，用来称量体重。⑤恒温箱或恒温暖液袋，加温至接近人体温度，即 37℃，注意加热时不能撕开外包装或去除外袋，不能在热水（容易感染）或微波炉（加温不均匀，还会破坏成分）中加温。⑥挂钩或点滴架 / 衣架，固定在床旁，用来挂透析液。⑦血压计和听诊器，或电子血压计，体温计。⑧口罩，安尔碘，胶布。⑨洗手液、透析记录本等。⑩远离狗、猫等宠物。

（2）物品准备：①双联双袋系统，一次性用品，每次使用后丢掉，需常温保存，加温（36~37℃）后的透析液24 小时内使用。②碘伏帽，一次性用品（不能重复使用），换液时更换。蓝夹子，除非损坏，否则无须更换。

注意：①透析物品要一次使用，用完一定要丢弃，不能重复使用。②透析前检查双联系统，如有漏水或其他异常，一定要更换。

（3）个人准备：①洗手用洗手液和充足的清洁流动水。②戴口罩，注意遮住口鼻。③检查透析液的浓度，容量是否正确，是否在有效期内，有无渗漏（以挤压方式）；撕开外袋前检查绿色出口塞是否已经折断，引流袋有无水，管路中有无液体，袋中透析液是否清澈，有无漂浮物，接口拉环有无脱落。检查完毕，接管过程中注意引流袋处于低位，防止倒流。换液完毕进行封管。

💡 腹膜透析做一段时间为什么效果不好了

（1）腹膜透析持续数年后可能会出现腹膜粘连或硬化，引起腹膜面积减少，从而出现不同程度的清除率或超滤下降。

（2）长期使用同一批号的醋酸盐透析液以及严重的腹膜炎、透析液 pH 值太低、导管刺激、药物等因素，也会引起腹膜透析效能下降。

💡 腹膜透析患者饮食有哪些要求

（1）高蛋白饮食：由于腹膜透析伴有大量蛋白丢失，因此患者宜摄入高蛋白饮食，推荐量为 1.2~1.5g/（kg·d），其中 50% 为优质蛋白，如鱼、瘦肉、牛奶、鸡蛋等含必需氨基酸丰富的动物蛋白。腹膜炎时，蛋白质丢失量增加到 15g/d，抗感染治疗后，蛋白质丢失量下降，但数天至数周又恢复较高的丢失量，故必须增加摄入量予以补充。

（2）避免高磷饮食：如患者体重增加迅速，浮肿或高血压，需略微限制水、钠的摄入。若透析不能很好地调节血钾水平，宜适当进行饮食调节。

62 如何进行肾移植治疗

什么是肾移植

肾移植就是人们常说的"换肾"，将配型成功的健康者的肾脏移植给有肾脏病变并丧失肾脏功能的患者，使其重获新生。

不宜行肾移植的情况有哪些

不宜行肾移植的有以下两种情况：①引起肾衰竭的原发肾脏病很容易复发，并且复发后可以直接导致移植肾失去功能，比如草酸盐肾病、致密物沉积病。②全身其他器官或者疾病不能耐受肾移植手术或者术后的并发症，如严重的心功能衰竭、肺功能障碍、活动性后感染、恶性肿瘤、严重的精神障碍无依从性，这些都是肾移植手术绝对禁忌证。

原发病为局灶节段性肾小球硬化型肾病综合征、IgA肾病、膜性肾病等，这些肾病引起的尿毒症在肾移植术后容易复发，影响移植肾的存活。

肾移植与血液透析、腹膜透析比较各自优缺点有哪些

目前肾脏替代治疗有血液透析、腹膜透析和肾移植三种方式。先将这三种方式介绍如下。

（1）血液透析：在医院血液透析室完成，把尿毒症患

者体内的血液通过管路引出，再引入透析机器，在机器内清洗后再返回人体内，可达到清除体内毒素的目的。每次透析 4~5 小时，每周透析 2~3 次。

（2）腹膜透析：在医院住院期间于人体腹腔内放置一根腹膜透析管，之后在家里每天通过腹膜透析管放进腹膜透析液 2L，4~6 小时后放出，每天 4 次，可达到清除毒素和水分的效果。

（3）肾移植：在患者体内通过外科手术植入别人的肾脏，在抗排斥药物辅助下，肾脏可在体内完全发挥功能，达到肾脏替代治疗的效果。

三种方法的优缺点列于下表（表 3）。

表 3　三种肾脏替代治疗的优缺点对比

	血液透析	腹膜透析	肾移植
清除大分子毒素	中度充分	不充分	最充分
清除小分子毒素	不充分	中度充分	最充分
传播肝炎风险	高	低	低
生活受限制程度	每周去医院 2~3 次	居家自己操做	只需服药，不受限制
腹膜炎风险	无	高	无
感染风险	中	中	高
肿瘤发生率	同普通人群	同普通人群	较普通人群高
排斥反应风险	无	无	10%~15% 发生率
费用	每年 5~8 万	每年 5~8 万	第一年 15~20 万，之后每年 4~6 万
生活质量	中等	中等	好，可以重返工作岗位

	血液透析	腹膜透析	肾移植
反复血管穿刺痛苦	有	无	无
保护残余肾功能	差	好	无须保护残余肾功能
促红细胞生成素使用剂量	大	小	无须使用

 选择肾供体的条件有哪些

（1）供者年龄小于50岁，没有血管硬化。

（2）无全身细菌及病毒感染，无肝炎病史。

（3）无明显的高血压和糖尿病。

（4）血型相同。

（5）淋巴细胞毒性试验应低于10%。

（6）尸体供肾应尽量提前抽血，做到HLA-DR配型，因为DR相配者，10年存活率可超过50%，DR不配者8年存活率低于50%。

（7）无脑肿瘤以外的肿瘤病史。

（8）肾功能正常（血尿素氮、肌酐正常）。

 肾移植手术前患者需要做哪些准备

（1）透析，控制高血压，改善心功能：对于部分尿毒症患者而言，体内的水、电解质平衡紊乱显著，尤其是存在高钾的情况，而短时间内又无法立即接受手术，故应该积极透析，减少体内水钠潴留，控制高血压，改善心功能，使机体处在"理想"的条件下接受移植手术。

（2）纠正贫血：血红蛋白不宜过高，若＞110g/L，则因为血液黏稠度升高而增加术后移植肾血栓的风险。

（3）控制感染：术前患者须接受检查，有感染病灶必须控制或清除，防止病毒、结核分枝杆菌等感染，减少移植术后感染的发生率。

（4）切除病肾：通常并不主张尿毒症患者切除病肾。但以下情况仍应在术前考虑切除病肾：①巨大多囊肾。②患有肾素依赖型高血压，透析及降压治疗难以控制。③有严重的尿路梗阻，术后容易并发泌尿系感染。④反复发作的肾盂肾炎。⑤严重的肾结核。⑥其他，如有大量血尿、蛋白尿等。

（5）解除尿路梗阻：移植术前必须先解除尿路梗阻。

（6）抑制肝炎病毒繁殖，改善肝功能：术前患有病毒性肝炎（包括乙肝、丙肝病毒携带者）的患者，在肝炎活动期、肝功能异常者情况下应禁忌肾移植。术前应采用抗病毒药物、提高机体免疫力及改善肝功能的药物治疗，等待抗病毒治疗有效、肝功能恢复正常后再考虑移植。

（7）组织配型：进行组织配型，供受者 ABO 血型必须相同，否则容易出现超急性排斥反应。

肾移植术后要注意什么

（1）一般处理：①卧床 48 小时后再下床活动。②术后不能吃东西，排气后方可进半流食，1~2 天后可改为正常饮食。③注意消毒隔离。④伤口 12~14 天拆线。

（2）引流管的处理：①观察记录引流液的量、颜色及形状。②保持引流管通畅，防止脱出、堵塞和扭曲打折。③肾窝引流管一般术后 3~5 天拔除，如果引流量较多应延迟拔管。④导尿管术后 10~14 天拔除。⑤输尿管内支架管术后 4 周拔除。

 肾移植术后需要监测哪些指标

（1）家属协助观察患者体温、血压等情况。

（2）拔除导尿管之前记录每小时尿量，并记录 24 小时出入量，每日测体重 1 次。

（3）血常规、尿常规每日检查 1 次，肝肾功能每日检查 1 次，肾功能恢复正常后改为 2~3 次/周，伤口拆线后改为 1 次/周。

（4）环孢素 A 浓度测定，根据用药情况调整检查频率。

（5）咽拭子、痰、中段尿细菌真菌培养，切口分泌物细菌培养等根据情况检测。

（6）拆线后移植肾区常规做一次 B 型超声检查。

 肾移植免疫抑制剂治疗方案有哪些

常规采用"三联"用药方案（环孢素 A 或他克莫司 + 吗替麦考酚酯 + 激素），根据血药浓度监测结果调整环孢素 A（CsA）或他克莫司剂量，尽量避免经验方式用药，并严密注意免疫抑制剂相关并发症的发生，必要时减少相应免疫抑制剂的用量或调整免疫抑制方案。

其他特殊用药方案如下。

（1）"二联"用药：系指患者只使用激素和环孢素 A 或吗替麦考酚酯。主要适用于老年患者、肝脏功能较差者以及骨髓受抑制的血白细胞减少者。

（2）"四联"用药：是在常规"三联"用药的基础上，加用生物制剂如抗淋巴细胞球蛋白（ALG）和 CD_3 单克隆抗体（OKT3）。该方案适宜于术后肾功能恢复较缓慢者，为了减少 CsA 肾毒性，早期使用 ALG 或 OKT3，待肾功能恢复后再开始服用 CsA。

💡 怎样减少出现急性排斥反应

急性排斥反应主要由针对供者抗原的特异性抗体所介导，因此要严格掌握配型标准，尽量减少供体和受体的差异性，并进行抗体诱导预防等方法来减少急性排斥反应。

💡 肾移植常见并发症有哪些

（1）感染：常见感染部位有肺部感染、尿路感染、切口感染等。患者应注意减少憋尿，保持排尿通畅，同时注意避免呼吸道感染，减少接触病原体的机会，戴好口罩等，亲属有感染倾向的，应做好隔离。

（2）心血管并发症：肾移植后心血管并发症是导致死亡的第二大原因，包括高血压、心力衰竭、高脂血症等。

（3）消化系统并发症：包括肝功能异常、上消化道出血及急性胰腺炎。

（4）内分泌和代谢异常：包括高钙血症、低磷血症、肾小管功能异常、糖尿病、高尿酸血症、骨病、性功能异常。

（5）血液系统并发症：红细胞增多症、血液流变学的变化（术后有不同程度全血黏度升高和血浆黏度升高）、骨髓抑制。

（6）肿瘤：肾移植后肿瘤的发生率为 2%~25%，肿瘤的来源有 3 种。①来自供肾（肾细胞癌、转移至肾的肿瘤），较罕见。②受者术前已存在的肿瘤复发。③新发生的肿瘤。后者很常见。

（7）肾病复发：肾移植后移植肾发生的肾病，亦有 3 种来源。①供肾早已存在的疾病，多为 IgA 肾病，此种情况较罕见。②与原发病不同的新发生的肾病，如感染后肾小球疾病、膜性肾病、局灶性节段性肾病等。③原发疾病复发。

💡 肾移植出现什么并发症可能再次手术探查

当肾移植区出现局部肿胀、疼痛，甚至局部隆起，触痛明显，或伴有少尿、血尿和血压下降，危及生命时，可能出现肾移植术后出血、移植肾静脉或者动脉破裂、移植肾静脉或动脉血栓形成、移植肾破裂等严重并发症，需要进一步手术探查。

肾移植后原来透析用的动静脉瘘还用保留吗

虽然肾移植后患者长期口服抗排斥药物，但仍有移植肾出现肾功能不全的可能性，如果没有透析通路，还需要插管或者重新造内瘘，所以，肾移植后两年之内不建议结扎内瘘，但需要观察有无内瘘并发症如高排血量性心力衰竭、动脉瘤、瘤样扩张、肿胀手综合征、窃血综合征等。两年之后如果患者肾功能稳定，预计短期内不会有移植肾丧失功能的风险，可考虑结扎内瘘，但是要根据患者自身条件，由主管医生决定是否需要结扎内瘘。

肾移植术后不同时间段的不同注意事项有哪些

（1）肾移植术后前 2 周：这 2 周主要是外科手术后康复和移植肾功能恢复阶段，重点注意并发症的情况，认识免疫抑制剂的种类和可能的不良反应，注意监测药物浓度。

（2）肾移植术后 2 周至术后 6 个月：定期去肾移植医师门诊复诊，同时监测药物浓度和各项指标，预防感染，在家中记日记本，记录移植后体重、尿量、体温、服用药物情况等内容。

（3）肾移植术后 6 个月至术后 3 年：在肾移植术后 6 个月，如果患者情况稳定，可以考虑重返学习和工作岗位。这段时间的重点主要是预防远期并发症，预防慢性排斥反应的发生。同时需要注意监测各种药物的不良反应，特别是免疫抑制剂的不良反应。

（4）肾移植术后3年之后：移植肾逐渐在患者体内"安家落户"，要预防肾移植慢性排斥反应和远期并发症，如肿瘤、骨质疏松、糖尿病等，延长移植肾和患者寿命。

（5）肾移植术后10年以上：随着移植时限的延长，肾移植受者紧张的心理会松懈下来，但不要放松对自己的要求和监控。

（6）移植肾出现远期问题的时期：主要是指移植肾出现功能异常，临床表现为血肌酐升高、蛋白尿、血尿等情况。这时主要防止免疫抑制剂使用过强的并发症，比如远期各种感染。

这种分期不是绝对的，在各个时间段能掌握不同的呵护重点，对于肾移植患者要多加注意。

 ## 肾移植术后的饮食应注意什么

（1）蛋白质：蛋白质摄入可以恢复正常，豆制品也可以适当吃。

（2）碳水化合物：对于碳水化合物的摄入，需要根据血糖水平来控制。

（3）脂肪：以清淡饮食为主，注意饮食结构平衡，由于肾移植后食欲改善，很多患者饮食摄入量没有控制，导致体重明显增加，引起高脂血症、超重，增加各种危险。

（4）盐、水：不过分限制饮水量，饮水量每天控制在2000ml左右。盐分摄入量根据血压情况，对于血压正常的患者可以正常摄入盐分，而血压高的患者则需要继续限制盐的摄入量。

（5）提升免疫力的食物和药物：常见的提升免疫力的食物和药物有人参、红参、高丽参、灵芝、黄芪、枸杞、药枣、蜂王浆、甲鱼、黄鳝等，这些药物和食物服用后可能会提升机体免疫力，增加排斥反应概率。尽量避免食用生冷的食物，以免导致胃肠炎。

上述一些进食建议，希望患者平时多加注意。

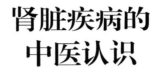

肾脏疾病的中医认识

01 中医对肾的认识

肾为先天之本，主藏精，主水，主纳气，主骨生髓，其华在发，开窍于耳及二阴，与膀胱互为表里，因此，肾与生殖、生长发育、水液代谢、呼吸运动、骨骼代谢、毛发生长、大脑及耳的功能、二便等密切相关。

02 中医对水肿的认识

水肿的形成，是全身气化功能障碍的一种表现，与肺、脾、肾、三焦等脏腑有关，但其病本在肾。水肿有阳水、阴水之分。急慢性肾小球肾炎、肾病综合征出现水肿时均可参照水肿辨证治疗。中医治疗能有效减少激素的不良反应。

03 中医对尿血的认识

尿血有多种，临床须辨证诊治。①辨虚实：虚证尿色淡红，多为肾虚火旺、脾不统血、肾气不固等证；实证尿色鲜红，或可伴尿道灼热感，多为下焦湿热等证。②辨出血的位置：根据排尿血色先深后淡还是先淡后深，判断血的来源是膀胱还是肾脏。

04 中医对淋证的认识

中医学认为淋证的基本病机为肾虚膀胱有热，根据临床表现不同，又分别有热淋、血淋、气淋、石淋、劳淋等分型。西医学急慢性尿路感染、尿道综合征、泌尿系结石等疾病均属于中医淋证范畴，临床实证者以清热利湿、凉血止血、疏肝理气、排石通淋为主，虚证者以补肾通淋为主。

05 肾衰竭的中医治疗

慢性肾衰竭是由多种疾病发展而来，分为正虚、邪实、虚实夹杂。正虚有气血亏虚、肝肾不足、阴阳两虚等，邪实有水湿内停、胃肠停滞、肝郁气滞、痰瘀互阻等，同时还有原发病的存在，因此在辨证时要兼顾原发病。

同时合并高血压、心衰、水肿等疾病时，采取一元化治疗，标本兼治。有便秘、咳嗽等症状时，急则治其标，先将标证解除再缓固其本。

06 中成药在肾脏疾病治疗中的作用

临床有很多中成药，如治疗泌尿系感染的三金片、银花泌炎灵，改善肾炎、尿蛋白的黄葵胶囊、肾炎康复片，治疗肾结石的金钱草颗粒等，均有一定效果，但不建议大家自行服药，一则因为中成药的治疗也是需要辨证治疗的，不对证用药可能会延误病情或加重病情，二则在不了解药物的全部组成成分时，盲目应用可能会诱发其他伤害。正如前面治疗泌尿系感染时介绍过的，不是没有症状就是"痊愈"了，所以中成药的使用需要在医生指导下进行。

还有些人认为六味地黄丸、金匮肾气丸是补肾良药，但补虚的方药也是需要辨阴虚、阳虚、有无邪气等情况，不可随意服用，以免留邪。人参虽是大家推崇的补药，错误服用也会对人体不利。

07 中药灌肠治疗慢性肾衰竭

肠道内有含氮毒素，尤其大便不通者，肠道蓄积，影响肾功能，通过中药保留灌肠，可以帮助体内排出含氮毒素。常选用生大黄、生龙骨、生牡蛎、蒲黄炭、地榆炭等药物，保留30分钟排出即可。同时注意有痔疮、肛裂的患者要先治疗痔疮、肛裂，治疗后才能决定能不能采用灌肠的方法。虽然是灌肠用方，但也是辨证用药，同时也要注意有无高血钾情况，可以先在医院学习具体操作方法，后再自行操作。

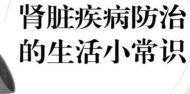

肾脏疾病防治
的生活小常识

01 暴饮暴食会伤肾吗

暴饮暴食或一次性进食大鱼大肉会使体内产生过多的尿素氮以及酸性物质，加重肾脏负担；暴饮暴食容易引起肥胖，诱发高血压、糖尿病、高血脂、高尿酸等疾病，进而继发肾脏疾病。

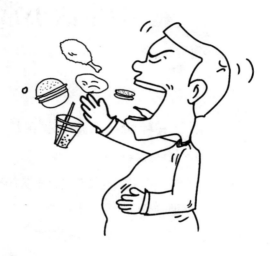

02 怎样维持水液出入平衡

治疗肾脏疾病有坚持出入平衡的原则，严格限制液体摄入量。正常人皮肤、呼吸失水为 600~800ml，代谢内生水为 400ml，因而每天基础需水量为 400~500ml。每日排出的尿量、汗液、大便等，这是每日摄入的基础水量，如果汗出较多、体温升高，均要适当增加饮水量。

下列几点可作为评价补液量适中的指标：①皮下无脱水或水肿现象。②每日体重超过 0.5kg，提示水液过多。③血清钠浓度正常，若偏低，且无失盐基础，提示体液潴留。④胸部 X 片若显示肺充血征象，提示体液潴留。⑤心率快、血压升高、呼吸频速，若无感染征象，应怀疑体液过多。

03 长期饮用饮料代替水的危害有哪些

①含糖饮料中含有大量糖分，长期饮用会导致肥胖、高血压、糖尿病，果糖增加尿酸生成，影响尿酸排泄，引起血尿酸升高，这些都是危害肾脏的重要因素。②酸性饮料经过肾脏也会增加肾脏的损伤。

04 调味品中的盐含量高吗

控制盐的摄入，不能把目标只放在"盐"，很多调味品含盐量并不低，比如味精、酱油、醋、火锅底料、豆豉、香辣酱等，里面都含有大量盐。市面上的生抽酱油含盐量为 15.70%~19.94%，老抽酱油的含盐量为 22.56%~28.22%，配制酱油的含盐量为 18.37%~32.30%。除此之外，还有一些"隐形盐"，如咸蛋、松花蛋、腌菜、咸鱼、方便面等；白面包、早餐麦片、果冻、某些饼干等含钠也很高，容易被我们忽视。

05 浓茶对肾脏的影响有哪些

①茶叶中草酸含量高，长期饮浓茶增加草酸在泌尿系统的沉积，容易引起泌尿系结石。②茶叶中多含有氟，长期喝浓茶会使氟在体内蓄积，肾脏是氟的主要排泄器官，大量氟通过肾脏会对肾脏造成损伤。

06 肾脏病患者能不能吃豆类食品

肾脏病，尤其是伴有肾衰竭的患者，一般要以进食优质蛋白为主，严格限制植物蛋白含量较高的食品摄入。但是目前认为豆类、豆制品其必需氨基酸的含量接近动物蛋白，因此可以适当摄入。

07 长期憋尿会"伤肾"吗

长期憋尿会导致以下症状或疾病：①使膀胱壁压力增大，引起膀胱区疼痛，小便时也会出现疼痛。②尿液中细菌大量增加，容易引起泌尿系感染。③会导致尿液中的尿酸、草酸钙等结晶物质增加，引起泌尿系结石。④影响膀胱肌肉收缩功能，会出现排尿不畅、缓慢、排尿不尽等症状。⑤还会损伤骨盆底肌肉，导致尿失禁。

08 怎样避免经常熬夜带来的肾损害

肾脏工作是有昼夜节律的，经常熬夜会增加出现蛋白尿的概率，导致肾小球滤过率下降。因此，每天应当保证至少7个小时的睡眠，不要熬夜。对于需要经常值夜班的人，可以在白天多休息，以补充夜间睡眠不足和平卧位时间。

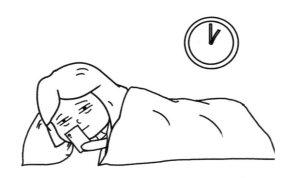

09 常见的有肾毒性的西药有哪些

临床上比较常见的，能损害肾脏，引起毒性反应的药物主要有以下几种。

（1）抗生素及其他化学治疗药物

①常损害类：两性霉素B、新霉素、头孢菌素Ⅱ等。

②较常损害类：庆大霉素、卡那霉素、链霉素、妥布霉素、阿米卡星、多黏菌素、万古霉素、磺胺药等。

③偶见损害类：新青霉素（Ⅰ、Ⅱ、Ⅲ）、氨苄西林、

羧苄西林、金霉素、土霉素、头孢霉素（Ⅳ、Ⅴ、Ⅵ）、利福平、乙胺丁醇等。

（2）非类固醇抗炎镇痛药：吲哚美辛、布洛芬、吡罗昔康、阿司匹林、复方阿司匹林（APC）、非那西汀、安替比林、氨基比林、对乙酰氨基酚及甲氧萘酸等。

（3）肿瘤化疗药：顺铂、氨甲蝶呤、普卡霉素、丝裂霉素 –C、亚硝基脲类、5– 氟尿嘧啶等。

（4）抗癫痫药：三甲双酮、苯妥英钠等。

（5）麻醉剂：乙醚、甲氧氟烷等。

（6）金属及络合剂：青霉胺、依他酸等。

（7）各种血管造影剂。

（8）其他：环孢霉素 A、西咪替丁、别嘌醇、甘露醇、海洛因、低分子右旋糖酐等。

🔟 常见的有肾毒性的中草药有哪些

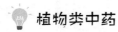 **植物类中药**

如雷公藤、山慈菇、草乌、秋水仙、马钱子、乌头、厚朴、青木香、天仙藤、寻骨风、关木通、广防己、朱砂莲、泽泻、使君子、益母草、苍耳子、苦楝皮、天花粉、牵牛子、金樱根、土贝母、土荆芥、土牛膝、贯众、巴豆、鸦胆子、白头翁、芦荟、马桑果、罂粟壳、白花丹、蓖麻子、松节、桂皮等。

💡 **动物类中药**

如鱼胆、海马、蜈蚣、蛇毒、斑蝥。

💡 **矿物类中药**

如含砷类（砒霜、雄黄、红矾）、含汞类（朱砂、升汞、轻粉）、含铅类（铅丹）和其他矿物类（明矾）等。

⑪ 可能有肾损害的中药是不是都不能用了

中医在治疗疾病中辨证用药，讲究君臣佐使，在配伍过程中相互制约，减少或降低单用某味中药对人体的不良影响。有些药物如砒霜，虽然对常人有毒，用药剂量、时机合适时对急性早幼粒细胞白血病又有很好的治疗作用，所以，任何药物均不能以偏概全。

⑫ 肾脏病和肾虚能不能画等号

有些人一提到肾脏病就认为是"肾虚"，其实肾脏病和肾虚是两个不同的概念。正如我们前面所讲的肾脏病包括很多疾病，那么相对应的中医也有不同症状、病名和辨证。同为水肿，表现就有"阴水""阳水"的不同，具体分型又有水湿泛滥、湿毒浸渍、脾肾阳虚等多种证型。所以，不要一说肾脏病就以为自己"肾虚"，滥用补药，不仅不利于治疗，还会加重病情。

⑬ 肾脏病患者可以适量运动吗

肾脏病患者要多休息，但并不代表就从此不能运动了。适量的运动能够提高人体的抵抗力，减少感冒的发生，还有利于血压、血脂、血尿酸的控制。但肾脏病患者运动要"量力而行"，比较适合肾脏病患者的户外运动有有氧活动，如散步、慢走、在空气优质的林间河边深呼吸；锻炼肌肉的运动，如打太极拳、做体操、练哑铃、用小区健身器健身等。总之，不管是什么活动，要以不觉劳累为度。一般运动停止 6 分钟后，每分钟脉搏次数低于 100~110 次，第二天清晨，心率就可以恢复到平时水平或略有减慢。运动强度不能太大，避免快跑、打篮球等剧烈运动，同时避免空腹锻炼。

⑭ 透析以后可以旅游吗

旅游是调节情绪的很好的方法。透析患者由于无法摆脱透析机器，认为旅游是可望而不可及的事情。目前，全国大城市的许多医院都有血液透析中心，具备较好的透析条件，因此，透析者旅游的愿望不难实现，但需要注意以下几点。

（1）选择交通方便、玩起来不是很累的地方。

（2）最好出发前通过朋友或网络事先了解并选择好透析中心，并提前与他们取得联系。

（3）带好医生出具的病情介绍，以及必备药品。

（4）外出后仍然要注意控制饮食，切勿暴饮暴食，以免增加旅游的危险。

（5）让你的同伴了解你的情况，以便发生紧急情况时做应急处理，这样就更加安全了。

15 透析后夫妻生活会受影响吗

由于微量元素营养不良，比如锌缺乏，血液透析患者体内的激素水平会出现变化，疾病带来的苦楚也会影响夫妻性生活。解决的办法分以下两部分。

（1）充分透析，加强营养，改善体质是必要的基础。

（2）在心理医生指导下摆脱心理障碍，帮助透析患者提高生活质量。